U1020036

中医养生速查宝典

食物相宜相克速查

周林 编著

中国科学技术出版社
·北 京·

图书在版编目（CIP）数据

食物相宜相克速查 / 周林编著 . -- 北京：中国科学技术出版社，2025. 6. -- ISBN 978-7-5236-1451-8

Ⅰ . R155

中国国家版本馆 CIP 数据核字第 2025QN0303 号

策划编辑　韩　翔　于　雷
责任编辑　韩　翔
装帧设计　翰墨漫童
责任印制　徐　飞

出　　版　中国科学技术出版社
发　　行　中国科学技术出版社有限公司
地　　址　北京市海淀区中关村南大街 16 号
邮　　编　100081
发行电话　010-62173865
传　　真　010-62179148
网　　址　http://www.cspbooks.com.cn

开　　本　880mm × 1230mm　1/64
字　　数　81 千字
印　　张　2.5
版　　次　2025 年 6 月第 1 版
印　　次　2025 年 6 月第 1 次印刷
印　　刷　鸿鹄（唐山）印务有限公司
书　　号　ISBN 978-7-5236-1451-8
定　　价　25.00 元

内容提要

本书是一本实用的饮食指南，旨在帮助读者了解食物搭配的科学原则，避免不适宜的食物组合，从而促进健康饮食。全书内容分为两个部分，首先介绍了饮食搭配的基本原则，强调了合理搭配食物的重要性，以及不当搭配可能带来的健康风险；随后，分别对五谷杂粮、蔬菜、菌类、肉禽蛋、水产、水果、干果、调味品和饮品等各类食物进行了详细的相宜相克分析。每一部分都详细指导读者如何根据个人健康状况和季节变化选择合适的食物搭配，以及避免可能引起不适或影响营养吸收的食物组合。书中的内容简洁明了，易于查询，适合家庭日常饮食参考，也适合健康饮食爱好者和专业人士作为工具书使用。

目录

CONTENTS

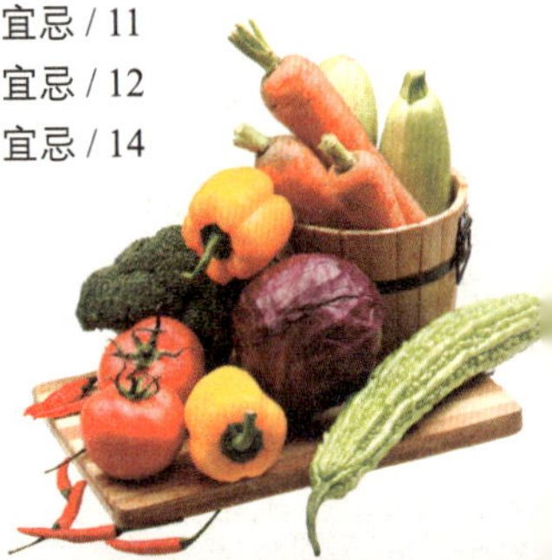

第二章
常见经典食物的搭配宜忌

五谷杂粮类 / 16

蔬菜类 / 35

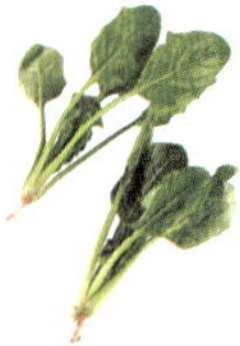

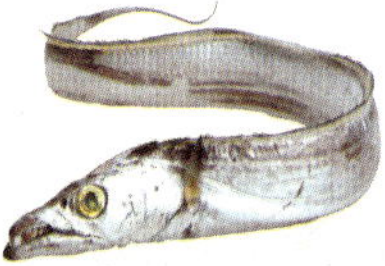

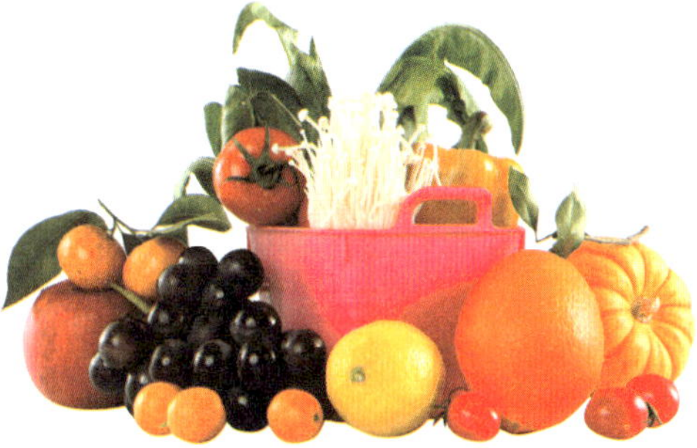

编者公告

食物相宜或相克仅在特定情况下（如特定的体质、超大量食用、实验室等）适用。本书中提到的相宜相克知识旨在提供饮食安全的参考文本。家庭在日常饮食中完全没有必要过度关注某一种营养素的损失或是特定情况下的不良影响。按照国家颁布的《中国居民膳食指南》做到科学进食、膳食多样化才有益健康。

第一章

饮食应『相宜』忌『相克』

『民以食为天』是中国人的传统饮食宜忌观，是几千年来人们经过长时间的生活实践和历代医家的医疗临床实践，逐渐总结发展而形成的，具有科学的指导意义，在当代同样适用。健康生活，饮食为先，饮食自然要考虑到宜忌搭配的问题。

饮食宜“和”忌“偏”

宜“和”忌“偏”的缘由

饮食养生中讲的宜“和”是指五味调和，忌“偏”是指食物种类要多样化。所谓五味调和，即苦、甘、辛、咸、酸五味摄入均衡，只有这样才能使骨髓正直、筋脉柔和、气血流通、毛孔固密，由此人体的健康方可得到保证，体格才能强壮，也能活得长寿。如果长期偏食某味，会破坏人体内的营养平衡，造成营养缺乏，引起疾病。

食物种类多样化，是指不要偏味、偏食。这是因为如果过食咸味，会使血液凝涩不畅，肤色发生变化；过食苦味，会使皮肤干枯无光泽，毛发脱落；过食辣味，会使筋脉拘急，指甲干枯无光；过食酸味，会使肌肉变厚皱缩，嘴唇外翻；过食甘味，会使骨骼疼痛，头发脱落。这些都是偏嗜五味对人体造成的伤害。

因此，避免偏食、偏嗜，才能够防止某些食物食用过多而在体内大量堆积，导致营养过剩或某些营养物质缺乏。

如何保障“和”、远离“偏”

要想使身体“和”，就必须保持良好的饮食习惯，以谷物、豆类为主食，各种肉类、蔬菜为副食，同时补充瓜果类食品。这是一个低热量、低动物脂肪、多蔬菜、多水果，以植物淀粉为主的饮食结构，符合低脂、低盐、高钾、高纤维、营养成分均衡的要求，是人体营养需求的基本模式。

现代人的日常生活饮食要比古时更为丰富，有学者研究出“中国居民平衡膳食宝塔”的科学饮食结构模型。我们在日常饮食中可以参考该“膳食宝塔”，并尝试去改变不良的饮食习惯。

● 日常生活中要培养良好的饮食习惯，这样全家才能健康

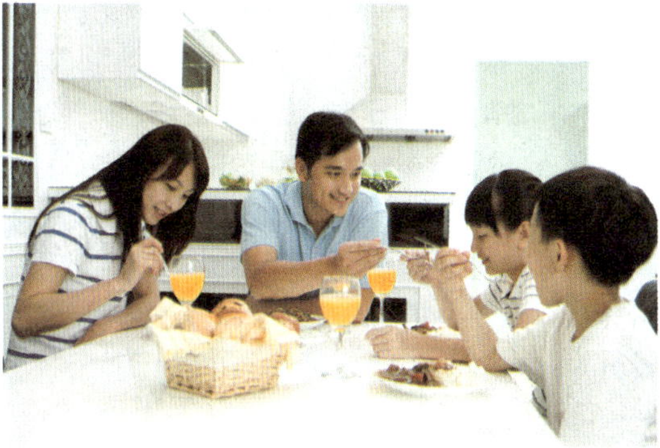

食物的四气与五味

中医学理论认为，每种食物都有其特定的性味归经，不同的性味归经对身体的作用和功效不同。所以，什么情况下该吃什么食物是有讲究的，只有掌握了食物的四气和五味，才能做到“想吃就吃”“越吃越健康”。

食物的四气

食物的四气是指寒、凉、温、热四种属性，寒热偏性不明显的食物则归于平性，但习惯上仍称为四气。食物的四气是根据吃完食物后对身体产生的作用来划分的。一般来说，寒、凉性的食物能减轻或消除体内热象，清热解渴；而吃完后有明显地消除或减轻身体寒象的食物就归于温、热性。其实，所谓寒、凉、温、热的区分都只是程度上的差别，寒性的程度比较轻就归凉，而温、热也是如此。

另外，中医学理论认为食物有改善疾病的功效，所以人们可根据自己的体质来选择合适的食物。《黄帝内经》说：“寒者热之，热者寒之。”即凡是患寒性疾病的人应该多食用性质温、热的食物；凡是患热性疾病的人应该多食用寒、凉的食物。

常见寒性食物一览表

种类	代表食物
蔬菜类	莲藕、马齿苋、折耳根、芦荟、绿豆芽、苦瓜、空心菜、荸荠
水果类	香蕉、柿子、哈密瓜、西瓜、杨桃、桑椹、甜瓜、猕猴桃
蛋类	松花蛋
水产类	蛤蜊、乌鱼、章鱼、螃蟹、田螺、牡蛎

常见凉性食物一览表

种类	代表食物
五谷类	小米、小麦、大麦、荞麦
蔬菜类	芹菜、冬瓜、黄花菜、油菜、金针菇、茭白、苋菜、莴笋、竹笋、茄子、西红柿、生菜、菠菜、白萝卜、丝瓜、黄瓜、西蓝花、白菜
水果类	草莓、苹果、梨、枇杷、橙子、柑橘、火龙果
蛋类	鸭蛋
肉类	鸭肉

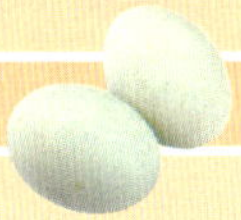

常见平性食物一览表

种类	代表食物
五谷类	玉米、粳米、黑米、燕麦、黑芝麻
豆类	黑豆、黄豆、扁豆、豌豆、红豆、蚕豆
蔬菜类	山药、芋头、胡萝卜、四季豆、土豆、大白菜、茼蒿、芜菁
水果类	椰子、葡萄
蛋类	鸡蛋、鸽蛋、鹌鹑蛋
肉类	猪肉、乌鸡
菌菇类	蘑菇、银耳、黑木耳
水产类	鲫鱼、鲤鱼、泥鳅、鱿鱼、甲鱼、海蜇、干贝

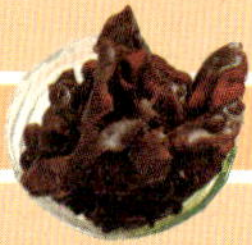

常见热性食物一览表

种类	代表食物
调味品类	辣椒、胡椒、肉桂、咖喱粉
水果类	樱桃、榴莲
干果类	花生（油炸）

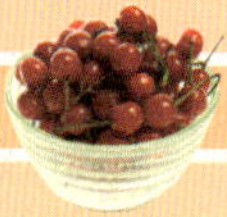

常见温性食物一览表

种类	代表食物
五谷类	紫米、糯米、高粱
调味品类	红糖、植物油、醋、花椒、茴香、料酒
蔬菜类	韭菜、蒜薹、青蒜、洋葱、香菜、南瓜
水果类	桃
蛋类	鹅蛋
肉类	羊肉、羊骨、羊髓、牛髓、蚕蛹、鸡肉
水产类	带鱼、虾、海参

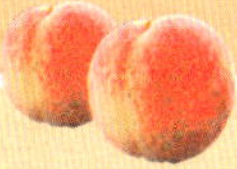

食物的五色

传统中医学认为，五行分别对应着体内的五种器官，即木为肝、火为心、土为脾、金为肺、水为肾。就饮食保健方面而言，五色（即青、赤、黄、白、黑）食物分别对应五行（即木、火、土、金、水），因此对人体的五脏有不同的滋补作用。而现代中医学认为，五色对应五脏的理论也并非绝对，如绿豆对应五行为木，对应体内器官应为肝，而实际上，绿豆主要归心、胃两经。但脏腑之间是相互联系的，因此，必须均衡摄取。

食物的五味

食物的五味即辛、甘、酸、苦、咸，主要靠味觉器官及食物作用辨别，此外，还包括淡味与涩味。不过，淡味常附于甘味，涩味多附于酸味，一般仍称为五味。

◎辛：辛味即辣味，能散能行。可发散风寒、行气活血，其对应器官为肺，可缓和肌肉疼痛及关节病等。

◎甘：甘味即甜味，能补能缓。有补益身体、调和脾胃的作用，其对应器官为脾。代表性食物为红枣、山药、糯米、荞麦、豌豆等。

◎酸：酸味能收能涩，常用于辅助治疗体虚自汗、泻痢不止、遗精、带下等，有生津开胃、收敛止汗等作用，对应器官为肝。

◎苦：苦味能燥能泄，有清热、泻火、生津液的作用，对应器官为心。

◎咸：咸味能软能下，有温补肝肾的功效，对应器官为肾。

五味与五脏的对应关系

《黄帝内经》中将五味与五脏都归为五行，每一味都有相应的五行属性，也都有相应的五脏归属，《素问·阴阳应象大论》中有这样的归纳："木生酸，酸生肝”“火生苦，苦生心”“土生甘，甘生脾”“金生辛，辛生肺”“水生咸，咸生肾”。

五脏对五味各有偏嗜。例如，肝血虚者应多食酸味食物，酸能补肝；脾气虚者应多食甘味食物，甘能补脾；心火旺盛者应多食苦味食物，可以泻火；肺有虚寒者应多食辛味食物，辛能宣肺祛寒；肾虚者应适当增加咸味食物，咸能滋肾。其对应关系参见下表。

五色	五味	五脏	五行	五腑	四季
青	酸	肝	木	胆	春
赤	苦	心	火	小肠	夏
黄	甘	脾	土	胃	仲夏
白	辛	肺	金	大肠	秋
黑	咸	肾	水	膀胱	冬

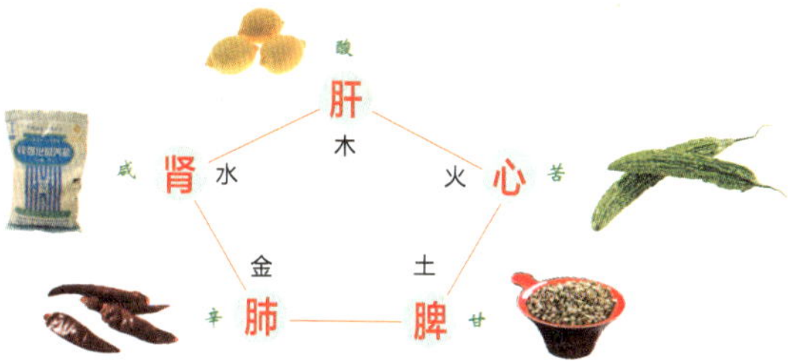

五味、五脏、五行的对应关系图

常见体质的饮食宜忌

中医学对照食物的性味，把人体也粗略分为热、寒、虚、实等体质。在进行食疗前，如果能够对自己的体质特征有充分的了解，就能有针对性地选择食物，做到“热者寒之，寒者热之，实者泻之，虚者补之”，更好地发挥食物对人体功能的调理作用。

寒性体质的症状表现与饮食宜忌

症状表现	◎怕冷、怕吹风，常感觉手脚冰凉 ◎精神萎靡，脸色苍白 ◎经常腹泻，尿多而色淡 ◎说话或行动经常有气无力，经常感到神乏疲劳 ◎不喜欢喝水，很少觉得口渴 ◎喜欢喝热饮，吃热食 ◎舌苔多白润且舌质偏淡 ◎身体对疾病的抵抗力较差
饮食宜忌	如果你常感觉到或出现以上症状，则多半说明你属于寒性体质，因此应适当服用或进食一些温热性的中药和食物，以改善身体功能、增强活力，如炮附子、干姜、肉桂等中药；羊肉、韭菜、蒜薹、青蒜、板栗等食物

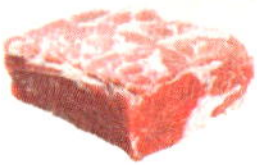
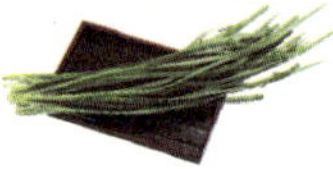
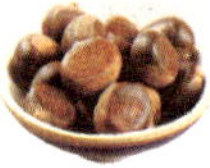

热性体质的症状表现与饮食宜忌

症状表现	◎ 经常感觉全身发热，口干舌燥 ◎ 尿液少且颜色赤黄 ◎ 喜欢食用冷饮等冰冷的食物 ◎ 大便干燥，经常便秘 ◎ 脾气急躁，经常无缘由地烦躁 ◎ 舌头偏红，并且有厚厚的舌苔 ◎ 女性生理周期常提前 ◎ 怕热，喜欢吹凉风
饮食宜忌	如果你常感觉到或出现以上症状，则多半说明你属于热性体质，身体的机能较为亢奋。因此应当服用或进食一些寒、凉性的中药和食物，以减轻燥热症状，如黄连、黄柏、黄芩、知母、鱼腥草、龙胆草等中药；莲藕、马齿苋、芦荟、海带、紫菜、香蕉、柿子、哈密瓜、西瓜、杨桃、桑椹等食物

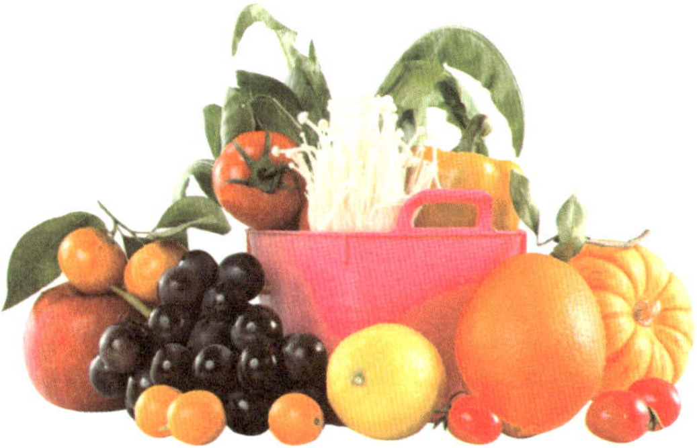

虚性体质的症状表现与饮食宜忌

虚性体质又可分为气虚、血虚、阴虚、阳虚等。进补之前，应先了解自己是哪种虚性体质，以便做到对症食疗。

气虚体质	症状表现	◎ 容易疲劳，四肢无力 ◎ 头晕，容易出汗 ◎ 说话气短 ◎ 不喜欢活动 ◎ 食欲不振，容易腹胀
	饮食宜忌	如果你常感觉到或出现以上症状，则多半说明你属于气虚体质，应该适当服用人参、党参、黄芪、白术、淮山、红枣等中药
阴虚体质	症状表现	◎ 经常口渴，爱喝冷饮 ◎ 小便色黄，容易便秘 ◎ 易失眠，常头晕眼花 ◎ 手心、足心易发热、出汗 ◎ 口干舌燥，干咳少痰 ◎ 面红、盗汗 ◎ 男性频繁出现遗精
	饮食宜忌	如果你经常感觉到或出现以上症状，则多半说明你属于阴虚体质，应该服用沙参、玉竹、麦冬、黄精、银耳、西洋参、百合等滋阴之品

血虚体质	症状表现	◎ 脸色苍白，面无血色 ◎ 易头晕眼花 ◎ 唇色淡，指甲白 ◎ 女性月经期间血量少且颜色淡 ◎ 容易心悸、失眠 ◎ 手足麻，血压偏低
	饮食宜忌	如果你经常感觉到或出现以上症状，则多半说明你属于血虚体质，应该服用当归、枸杞子、阿胶、龙眼肉、熟地黄、何首乌等补血之品
阳虚体质	症状表现	◎ 怕冷、畏寒，四肢冰冷 ◎ 说话有气无力 ◎ 容易腹泻 ◎ 排尿频繁 ◎ 经常感觉腰酸背痛，行动无力 ◎ 嗜睡，精神疲倦 ◎ 女性在月经期间血量多，白带清稀、有异味等 ◎ 男性阳痿
	饮食宜忌	如果你经常感觉到或出现以上症状，则多半说明你为阳虚体质，应该服用肉桂、肉苁蓉、杜仲、核桃、冬虫夏草、鹿茸等益肾壮阳之品

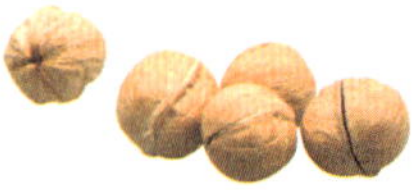
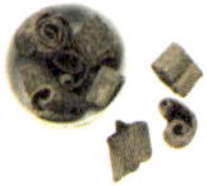
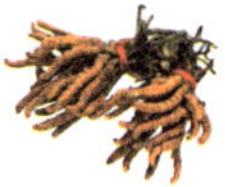

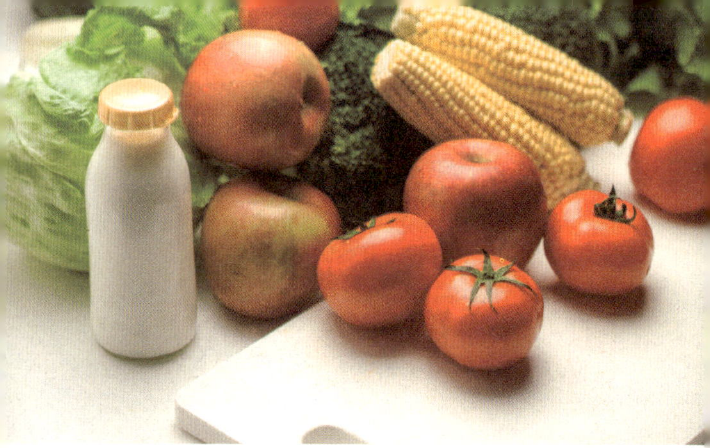

实性体质的症状表现与饮食宜忌

症状表现	◎ 活动量大，体力充沛 ◎ 身强体健，肌肉壮硕 ◎ 说话中气十足，声音洪亮 ◎ 大便秘结且经常腹胀 ◎ 尿量不多且颜色偏黄 ◎ 身体抵抗力较强，经常觉得体热，不喜欢穿太厚的衣服 ◎ 舌苔白且厚多，偶尔会有口臭
饮食宜忌	如果你常感觉到或出现以上症状，则多半说明你属于实性体质，排毒功能较差，体内易积热，应适当进食一些凉性、泻实功效的中药与食物，以清凉、消炎、排毒，如芹菜、桑椹、薄荷、豆腐、芦笋、香蕉、西瓜、薏米、大白菜、莲藕、冬瓜、梨、白萝卜、芦荟、菠萝等

第二章

常见经典食物的搭配宜忌

人们的生存、生活离不开食物，但是现代人往往因为忙碌，没有注意合理地选择食物，因而在大快朵颐的同时，使身体受到了极大的负面影响。哪些食物搭配更利于人体健康？哪些食物搭配暗藏损害健康的『杀机』？这一章将为您一一解答。

黄 豆

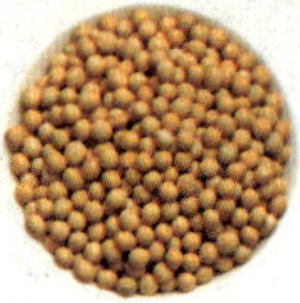

别称

黄大豆。

性味归经

性平，味甘，归脾、胃经。

营养成分

蛋白质、卵磷脂、亚油酸、亚麻酸等。

营养功效

常食黄豆及其豆制品可养颜润肤、养发护发、延缓衰老、益气养血、清热解毒、补虚开胃、健脾宽中。

宜忌人群

宜 围绝经期（即更年期）女性、高血压患者、骨质疏松的老年人、骨骼发育不全的婴幼儿。

忌 胃肠道疾病患者、肾病患者。

搭配宜忌

宜 黄豆+牛排骨

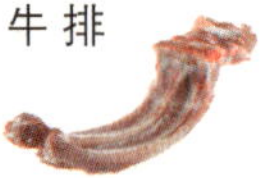

√ 黄豆与牛排骨同食，可补血养肝、益肾壮骨、补中益气、利尿消肿。

忌 黄豆+芹菜

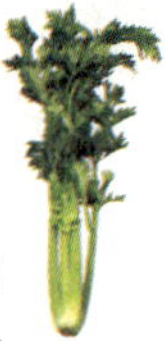

× 黄豆富含铁，而芹菜中的膳食纤维会影响人体对铁的吸收，因此不宜同食。

绿 豆

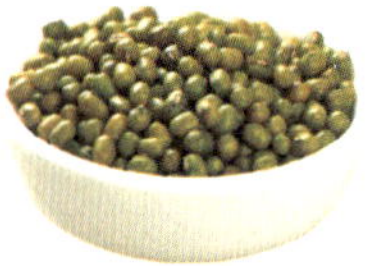

别称

青小豆。

性味归经

性寒，味甘，归心、胃经。

营养成分

蛋白质、钙、磷、维生素等。

营养功效

绿豆有很好的解毒排毒功效。经常在有毒环境下工作或接触有毒物质的人，应多食用绿豆。

宜忌人群

宜 高温环境工作的人、有毒环境下工作或接触有毒物质的人、中暑者。

忌 体质虚弱者及体寒者。

搭配宜忌

宜 绿豆+南瓜

√ 绿豆和南瓜若一同搭配食用，可以起到清热解毒的作用。

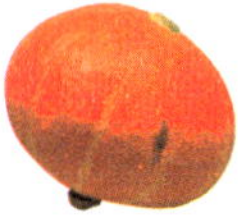

宜 绿豆+粳米

√ 绿豆与粳米煮成绿豆粥食用，能起到清暑热、生津液、消水肿的作用。

忌 绿豆+鱼肉

× 绿豆含维生素B_1，鱼肉含有维生素B_1分解酶，二者同食，会降低绿豆的营养价值。

红豆

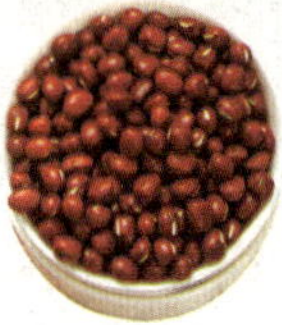

别称

赤豆、赤小豆、红小豆。

性味归经

性平，味甘，归脾、大肠、小肠经。

营养成分

膳食纤维、皂苷、烟酸等。

营养功效

红豆可健脾止泻、利水消肿，适用于水肿、产后缺乳。

宜忌人群

宜 高血压、心脏病及肝脏疾病患者。

忌 消化不良、腹泻、腹胀患者。

搭配宜忌

宜 红豆+鸡肉

√ 红豆与鸡肉同时食用，可提高蛋白质的利用率，提高二者的营养价值。

宜 红豆+白糖

√ 红豆与白糖搭配食用，可消肿利尿，对肾炎有一定的食疗作用。

宜 红豆+南瓜

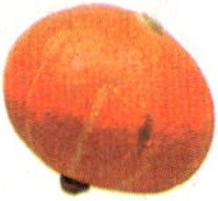

√ 红豆与南瓜一起搭配食用，具有健美、润肤的功效。

宜 红豆+鲫鱼

√ 鲫鱼是有名的通乳食

品，红豆有强大的滋补功效，二者同食，滋补通乳效果更好。

宜 红豆+蜂蜜

√ 红豆与蜂蜜一同食用，可增强体质，适合久病体虚、免疫力低下者食用。

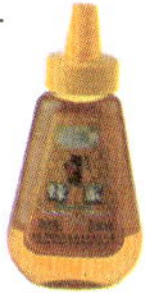

忌 红豆+冬瓜

× 红豆有消脂减肥的功效；冬瓜性凉利水。二者同食会使尿量增多。

选购·烹调·储藏宜忌

◎选购红豆时，以豆粒完整、大小均匀、颜色深红、紧实薄皮者为佳。红豆颜色越深，铁质含量越高，营养价值也就越好。

◎购买时若发现红豆已经发芽，不宜购买，因为这样的红豆营养成分和口感都发生了一定的变化，不利于人体健康。

◎相思豆与红豆均有赤小豆之称，且外形相似，不要将相思豆当作红豆食用。

◎红豆中的色素与铁结合后会变黑，因此红豆不宜用铁锅烹调。

◎红豆宜加盐煮食。许多人在食用红豆时都喜欢加入一些糖，以增加口感，但是食用过量易产生腹胀等不适感，所以在煮红豆时不妨加入少许精盐，不仅可起到软坚消积的作用，而且有助于排出体内废物，益于人体健康。

大米

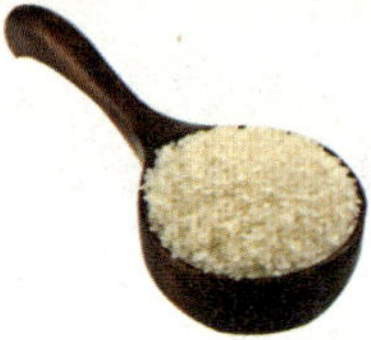

别称

粳米。

性味归经

性平，味甘，归脾、胃经。

营养成分

淀粉等。

营养功效

大米含有丰富的碳水化合物，有健脾养胃、止渴除烦、涩肠止泻、养五脏、壮气力的功效。

宜忌人群

宜 男女老少皆宜。

搭配宜忌

宜 大米+白萝卜

大米与白萝卜搭配食用，既能止咳化痰，又可消腹胀、止烦渴。

宜 大米+猪瘦肉

大米与猪瘦肉二者搭配同食，可起到祛痰散结、消肿止痛的功效。

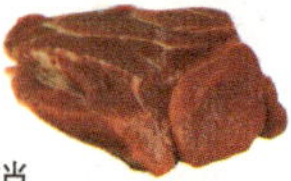

宜 大米+乌鸡

大米与乌鸡同食，不仅能益气养阴，还具有清热补中的功效。

宜 大米+绿豆

大米与绿豆搭配煮成粥后，适合食欲不佳的病患或老年人食用。

宜 大米+桑葚

✓ 二者同食，不仅可以补肝益肾、养血润燥，还可消除疲劳、提高记忆力。

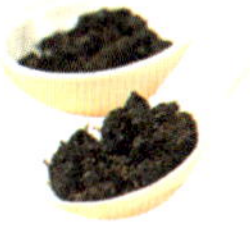

忌 大米+蕨菜

✕ 大米与蕨菜搭配食用，不利于人体对维生素B_1的吸收。

—选购·烹调·储藏宜忌—

◎用大米煮粥时不宜放碱，因为碱会破坏大米中的维生素B_1。另外，糖尿病患者不宜过多食用大米粥，否则易导致血糖升高。

◎为保持大米的新鲜品质与食用的可口性，应注意其储存时间不宜过长，并放于阴凉干燥处。如果煮好的米饭在短时间里吃不完，可以用双层塑料袋装好，再将袋口密封好放入冰箱冷藏保管。

◎奶水不足时，妈妈可以用大米汤来辅助喂养婴儿。

◎煮米粥时还可加入一些具有食疗作用的特殊食材，如姜、红枣、杏仁，对某些症状的辅助治疗效果更佳。

◎大米淘洗次数不宜过多，也不宜搓洗，以免营养素流失。

◎忌吃“劣质大米”和“毒大米”。此类大米一旦食用后，会立即出现呕吐、腹泻等不适症状，因此选购时要加以鉴别。

糙米

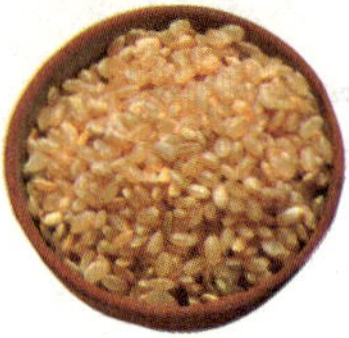

别称

玄米。

性味归经

性平，味甘，无毒，归脾、胃经。

营养成分

膳食纤维、B族维生素、微量元素等。

营养功效

糙米性平，味甘，无毒，归脾、胃经，经常食用，具有益气和中、除湿、润肠通便等功效。

宜忌人群

宜 肥胖、胃肠功能障碍、贫血、便秘患者。

忌 孕妇、小儿及老年人。

搭配宜忌

宜 糙米+牛奶

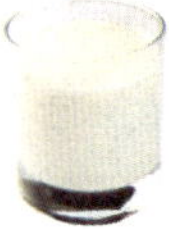

√ 糙米与牛奶二者搭配食用，可通肠利便，对痔疮、便秘有良好的改善作用。

宜 糙米+鱼

√ 糙米和鱼搭配食用，可有效预防慢性病的发生，对人体健康有益。

宜 糙米+南瓜

√ 糙米与南瓜搭配食用，可以起到美容养颜、润泽肌肤的作用。

宜 糙米+大豆

√ 糙米与大豆搭配食用，可以缓解女性围绝经期综合征（即更年期综合征），对中老年女性健康有益。

宜 糙米+胡萝卜

√ 糙米与胡萝卜搭配，可为人体提供更全面的营养。

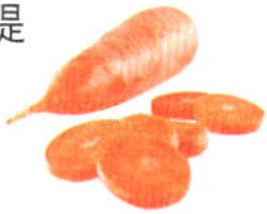

宜 糙米+瘦肉

√ 糙米与瘦肉搭配食用，能补充更多营养，可适当多食。

忌 糙米+红薯

× 糙米是粗粮，人体不容易消化；而红薯含大量膳食纤维，容易导致腹胀。一同食用易导致消化不良。

—选购·烹调·储藏宜忌—

◎在煮糙米之前，宜将糙米淘洗后用冷水浸泡过夜，然后连同浸泡水一起煮。未煮熟的糙米不易消化，不宜食用。

◎糙米的营养价值很高，但是它的口感较差，质地紧密，煮起来比较费时，因此需耐心煲煮。

◎由于糙米口感不佳，煮起来也比较费时，且营养成分会因加热而损失，所以糙米宜与白米搭配食用。

◎糙米富含多种营养素，可有效改善皱纹、青春痘等皮肤问题，与咖啡搭配食用，可提神醒脑、美容养颜。

◎一般情况下，糙米一次不宜食用过多，以免导致消化不良。

小 米

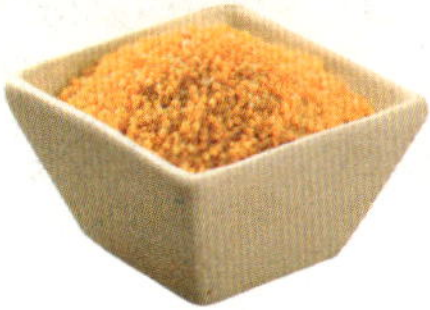

别称

粟米。

性味归经

性凉，味甘、咸，归脾、胃、肾经。

营养成分

蛋白质、脂肪、维生素B_1、维生素B_{12}等。

营养功效

用小米熬粥营养非常丰富，是健康佳品，有“代参汤”之美誉。常食可安神志、益丹田、补虚损、开肠胃。

宜忌人群

宜 产妇、老年人、便秘患者、体质虚弱者。

忌 气滞、素体虚寒、小便清长者。

搭配宜忌

宜 小米+黄豆

√ 小米与黄豆搭配食用，不仅能健脾和胃，还可益气宽中。

宜 小米+洋葱

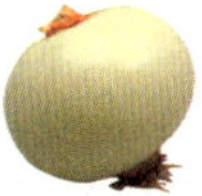

√ 小米与洋葱同食，不仅能生津止渴，还能降脂、降血糖，对健康有利。

宜 小米+葛粉

√ 小米与葛粉同食，可增强体质，对胃热烦渴有改善作用。

宜 小米+桑椹

√ 桑椹富含多种氨基酸

和易被人体吸收的果糖和葡萄糖，二者同食对心血管健康有益。

忌 小米+白酒

✕ 小米与白酒同食易导致腹泻，对人体健康十分不利。

忌 小米+杏仁

✕ 小米与杏仁同食，易引发呕吐、恶心等症状，不利于人体健康。

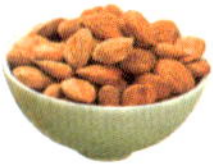

选购·烹调·储藏宜忌

◎宜选购米粒大小、颜色均匀，呈乳白色、黄色或金黄色，有光泽，几乎无碎米，无虫蛀及杂质的小米。

◎通常情况下，将小米放在阴凉、干燥、通风较好的地方存放为宜，储藏前水分含量过高时，不能暴晒，可将其阴干。

◎小米虽营养丰富，但它的氨基酸组成并不理想，赖氨酸过低而亮氨酸又过高，所以产妇不能完全以小米为主食，应注意搭配其他谷物，以免缺乏其他营养。

◎小米煮粥不可过于稀薄，否则不利于小米中营养素的溶出；而且过于稀薄的小米粥，口感也不太好。

◎淘洗小米时切忌过于用力或次数过多，因为小米外层的米糠中也含有较多的营养物质，淘洗过于用力或次数过多会导致营养素的流失。

薏米

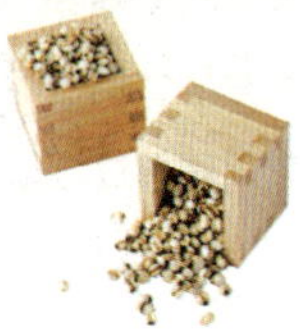

别称

薏仁、薏苡仁。

性味归经

性凉，味甘、淡，归脾、胃、肺经。

营养成分

蛋白质、碳水化合物、B族维生素等。

营养功效

薏米营养丰富，是补身和美容的佳品，常食可以保持人体皮肤光泽细腻，对消除粉刺、雀斑等都有良好效果。

宜忌人群

宜 肥胖所引起的高血压、冠心病患者及贫血患者。

忌 孕妇及少汗、便秘者。

搭配宜忌

宜 薏米+猪瘦肉

√ 猪瘦肉与薏米搭配食用，营养可互为补充，保健功效更佳。

宜 薏米+腐竹

√ 腐竹与薏米一起做汤食用，有降低血液中胆固醇的作用。

宜 薏米+胡萝卜

√ 薏米富含多种氨基酸，与胡萝卜搭配食用，美容效果更佳。

宜 薏米+银耳

√ 薏米和银耳同食，可滋补生津，适用于脾胃虚弱、肺胃阴虚等。

宜 薏米+牛奶

✓ 薏米与牛奶同食有美容养颜的功效，有利于消除粉刺、黄褐斑等。

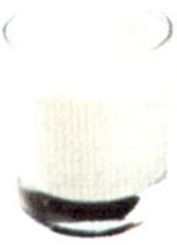

宜 薏米+柠檬

✓ 柠檬与薏米搭配食用，具有祛风除湿、健脾和胃的功效，适合脾虚、泄泻等患者食用。

忌 薏米+海带

✕ 薏米不能与海带一起食用，否则会妨碍人体对维生素E的吸收。

选购·烹调·储藏宜忌

◎选购薏米时，以粒大、色白、饱满者为佳。

◎薏米受潮后容易发霉和生虫，所以应置于干燥、通风处保存。

◎薏米在煮软或炒熟后食用，有助于人体对其营养物质的吸收，能有效缓解疲劳，而且在补充能量的同时还不会增加过多的热量。

◎薏米比较难煮熟，所以在煮之前先用温水浸泡2个小时，待其充足吸收水分后，再与其他谷类食物一同入锅，便很容易煮烂。

◎薏米有祛湿作用，妊娠期女性和经期女性切忌食用；体质虚寒者不宜长期食用。

◎不宜食用过多。薏米所含的糖类黏性较高，吃太多不易消化，可能会对胃肠造成较大负担。

糯米

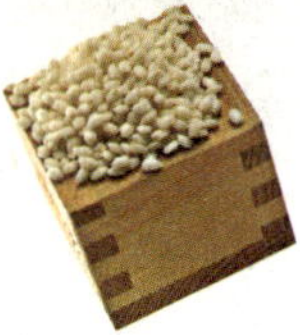

别称

元米、江米。

性味归经

性温，味甘，归脾、胃、肺经。

营养成分

B族维生素等。

营养功效

经常食用糯米可以补中益气、健脾养胃、止虚汗。对食欲不佳、腹胀、腹泻也有一定的缓解作用。

宜忌人群

宜 咳喘、痢疾患者。

忌 肠胃病、糖尿病、肥胖或肾病、高脂血症等慢性病患者。

搭配宜忌

宜 糯米+山药

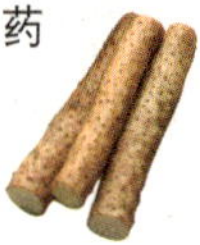

✓ 糯米与山药搭配食用，不仅可补脾和胃，还能益肝固肾。

宜 糯米+红枣

✓ 糯米与红枣搭配食用，既可健脾养胃、清热止血，又能补中益气、养血安胎。

忌 糯米+鸡肉

✕ 糯米不易消化，如果与鸡肉一起过量食用，更易引起腹泻、消化不良等症状。

荞麦

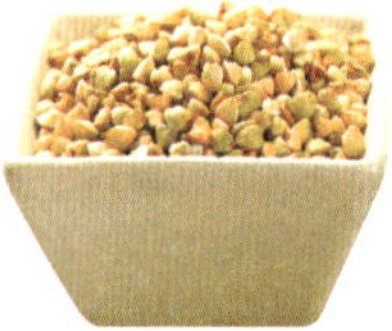

别称

甜荞、三角麦。

性味归经

性凉，味甘，归脾、胃、大肠经。

营养成分

膳食纤维、B族维生素、脂肪酸等。

营养功效

具有健脾消积、下气宽肠、解毒之功效，适用于肠胃积滞、痢疾等。还含有丰富的维生素P，能增强血管多样性。

宜忌人群

宜 糖尿病、高血压、高脂血症患者。

忌 脾胃虚寒者、经常腹泻者。

搭配宜忌

宜 荞麦+葱

√ 荞麦与葱搭配食用，对人体健康有益，还可以促进儿童成长。

宜 荞麦+酸奶

√ 荞麦与酸奶搭配食用有降低胆固醇的作用，非常适合减肥人群食用。

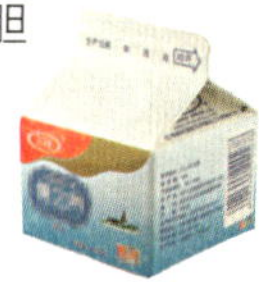

忌 荞麦+猪肝

× 猪肝和荞麦都属于粗粮，二者同食，更不易消化，可能会加重肠胃负担。

玉米

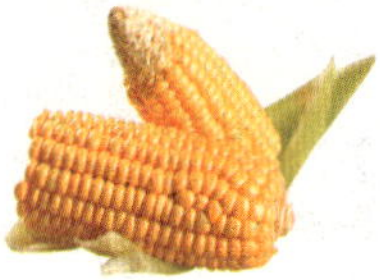

别称

包谷、苞米。

性味归经

性平，味甘，归胃、大肠经。

营养成分

膳食纤维、亚油酸、维生素E等。

营养功效

玉米中含有丰富的膳食纤维，具有润肠通便的作用；玉米中的谷胱甘肽是抗癌因子，可抵抗癌细胞的产生。

宜忌人群

宜 高血压、便秘、结肠癌患者。

忌 遗尿、皮肤病患者。

搭配宜忌

宜 玉米+奶油

√ 玉米可以开胃、健脾、除湿，与奶油同食，有强身、健脑和通便的功效。

宜 玉米+食用碱

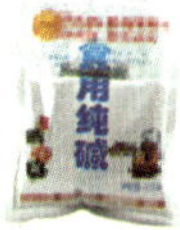

√ 玉米中的烟酸含量少，且大部分是以结合的形式存在，人体无法直接吸收利用；而食用碱就能使烟酸从结合状态游离出来，容易被人体利用，从而大大减少烟酸缺乏症（即糙皮病）的发生。

宜 玉米+木瓜

√ 木瓜能帮助消化及清理肠胃，可以抗癌、防衰老和降血压。二者同食可防治慢性肾炎和冠心病，对糖尿病也有一定的疗效。

忌 玉米+牡蛎

× 同食，会影响牡蛎中锌的吸收。

忌 玉米+土豆

× 二者均是含淀粉高的食物，同食会使体内摄入太多的淀粉，经常大量食用，容易使体重增加，血糖上升。

选购·烹调·储藏宜忌

◎保存新鲜玉米时宜除去玉米皮和玉米须，洗净沥干水，装入保鲜袋后再放入冰箱中冷藏。

◎熟玉米比生玉米吃起来更有营养。虽然其损失了一部分维生素C，但却获得了更具营养价值的抗氧化剂，同时还会释放一种酚类化合物，这种物质对癌症等顽疾具有一定的疗效。

◎煮玉米可先将皮洗干净垫在锅底，再把玉米放在上面加水同煮，这样更鲜嫩味美。

◎玉米发霉后会产生致癌物质，所以绝对不能食用霉变的玉米。

◎食用玉米切忌咀嚼不足。其粗纤维含量较高，如果咀嚼不足，易导致消化不良。

◎吃玉米时应把玉米粒的胚尖全部吃掉，这是因为玉米的许多营养基本上都集中在胚尖中。

燕麦

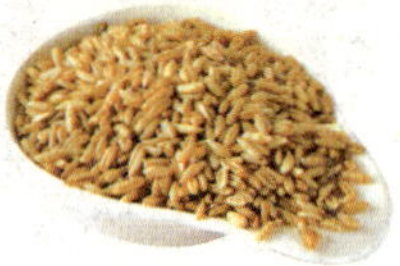

别称

莜麦、油麦、玉麦。

性味归经

性平，味甘，归肝、肾经。

营养成分

膳食纤维，以及维生素B_1、维生素B_2等。

营养功效

燕麦性平，味甘，归肝、肾经，具有活血补气、补益脾胃、滑肠催产、降胆固醇、美容养颜等功效。

宜忌人群

宜 脂肪肝、糖尿病、水肿、便秘患者及老年人。

忌 胃痉挛、胃部胀气、胃痛患者。

搭配宜忌

宜 燕麦+红枣

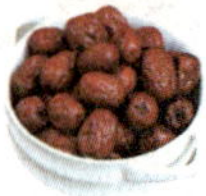

燕麦中加入红枣，不仅口感香甜，还可发挥其补血养血的功效。

宜 燕麦+猕猴桃

燕麦可补充猕猴桃所缺乏的维生素B_6，加上猕猴桃中的维生素C，能缓解女性经前综合征，利于女性健康。

忌 燕麦+红薯

二者同为难以消化的粗粮，同食很可能导致胃痉挛、胀气。

芝麻

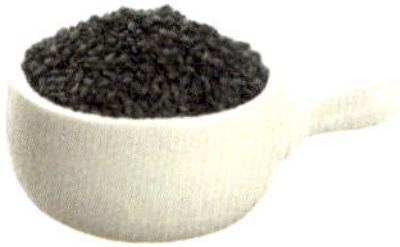

别称

胡麻、白麻。

性味归经

性平，味甘，归肝、肾、大肠经。

营养成分

油酸、卵磷脂、维生素A、B族维生素、维生素E等。

营养功效

芝麻有润肠通便、补肺益气、健脾、通血脉、润肌肤等功效。

宜忌人群

宜 咳喘、痢疾患者、贫血者、肺结核患者、便秘者。

忌 肠胃病患者、便溏腹泻者、燥热体虚者、阳痿者。

搭配宜忌

宜 芝麻+桑椹

√ 芝麻与桑椹一同食用，可以起到降血脂的效果，对人体健康有益。

宜 芝麻+冰糖

√ 芝麻与冰糖共同食用，有润肺、润肠通便、滋养肌肤等功效。

忌 芝麻+巧克力

× 二者同食会影响食物的吸收、消化。

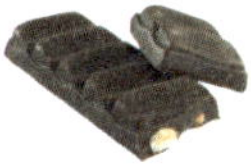

豆腐

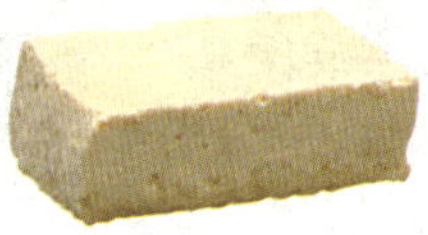

别称

小宰羊、白虎。

性味归经

性凉，味甘，归脾、胃、大肠经。

营养成分

不饱和脂肪酸、磷脂、豆固醇等。

营养功效

豆腐为补益清热养生食品，可补中益气、清热润燥、生津止渴、润肠通便，是糖尿病患者的理想食材。

宜忌人群

宜 年老羸瘦者、高脂血症、高胆固醇、肥胖者、血管硬化者、糖尿病患者、女性产后乳汁不足者、青少年儿童、痰火咳嗽哮喘（包括急性支气管炎、哮喘）者。

忌 痛风患者、尿酸浓度增高的患者、经常腹泻便溏者。

搭配宜忌

宜 豆腐+黑木耳

√ 豆腐与黑木耳均是心脑血管疾病患者宜食的食品，二者同食，食疗效果更好。

忌 豆腐+菠菜

× 二者同食，豆腐中的钙会与菠菜中的草酸结合成不溶的草酸钙，影响钙的吸收。

蔬菜类

茼蒿

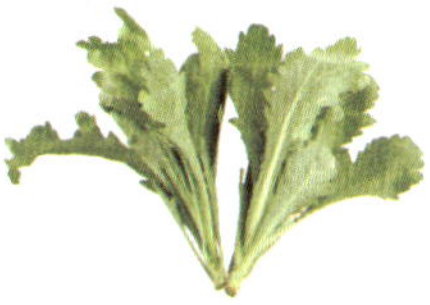

别称

蓬蒿、菊花菜、蒿子秆。

性味归经

性平，味甘、辛，归肺、肝、胃经。

营养成分

膳食纤维、胡萝卜素、叶酸、钾等。

营养功效

茼蒿中所含的有特殊香味的挥发油，能宽中理气、消食开胃，可改善便秘，增加食欲。

宜忌人群

宜 脾胃不和、习惯性便秘者。

忌 胃虚、腹泻者。

搭配宜忌

宜 茼蒿+鸡蛋

√ 茼蒿含有丰富的维生素A，与鸡蛋同食，可提高维生素A的吸收和利用率，益于人体健康。

宜 茼蒿+粳米

√ 一起制成茼蒿菜粥，能安心神、和脾胃、消痰饮、利二便，对肺热咳嗽脓痰、高血压、头晕心烦、失眠等有一定疗效。

忌 茼蒿+梨

× 茼蒿和梨不能搭配食用，若二者同食，易引起腹泻、腹痛等不适。

空心菜

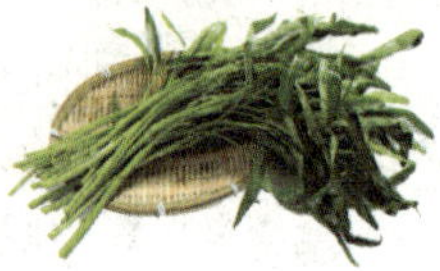

别称

无心菜、竹叶菜。

性味归经

性寒，味甘，归胃、肠经。

营养成分

膳食纤维、维生素K_3、维生素C等。

营养功效

空心菜具有清热凉血、解毒消肿、健脾利湿、润肠通便等功效，其所含的木质素可增强人体的抗病能力。

宜忌人群

宜 高血压患者、糖尿病患者、便秘者。

忌 体质虚弱者、脾胃虚寒、大便稀溏者、食用野菌中毒者忌食。

搭配宜忌

宜 空心菜+白萝卜

√ 二者同食能促进胃肠蠕动，有助于大便通畅，对久坐人群十分有益。

宜 空心菜+橄榄油

√ 将空心菜煮熟后，用橄榄油调拌食用，有助于抵抗衰老、降低癌症发生率。

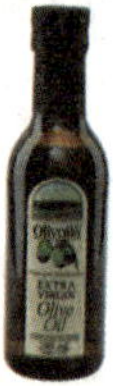

宜 空心菜+大蒜

√ 空心菜性寒、滑利，大蒜性温，吃空心菜时，放点蒜能佐治寒凉。

宜 空心菜+蛋类

✓ 空心菜与含维生素A的蛋类搭配同煮，有保护眼睛、防癌等功效。

忌 空心菜+枸杞子

× 空心菜与枸杞子的钾含量都很高，二者在一起食用，易出现腹泻等不适症状。

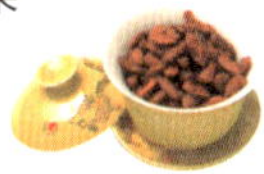

忌 空心菜+动物肝脏

× 空心菜含维生素C，可被肝脏中的铜、铁离子氧化，所以二者不宜同食。

忌 空心菜+奶制品

× 牛奶、酸奶和奶酪等奶制品富含钙，而空心菜中的草酸影响钙的吸收，所以二者不宜同食。

选购·烹调·储藏宜忌

◎选购空心菜时，要以色正、鲜嫩、茎条均匀、无枯黄叶、无病斑、无须根者为优。失水萎蔫、软烂、长出根的为次等品，不宜购买。

◎烹制时宜大火快炒，以避免营养流失；做成汤品味道也十分鲜美。

◎此外，空心菜买回后，很容易因为失水而发软、枯萎，炒菜前将它在清水中浸泡约半小时，就可以恢复鲜嫩、翠绿的质感。

◎空心菜不耐长时间存放，如想保存较长的时间，可选购带根的空心菜，放入冰箱中冷藏可维持5～6天。

油菜

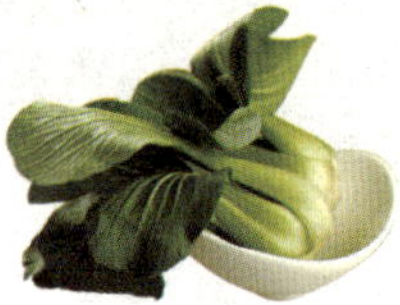

别称

芸苔、寒菜、胡菜、苦菜、苔芥。

性味归经

性凉，味甘，归肝、脾、肺经。

营养成分

维生素C、钙等。

营养功效

油菜含有丰富的营养，其叶和种子均可入药，有散热消肿、清热解毒的作用。

宜忌人群

宜 口腔溃疡、口角湿白、齿龈出血、牙齿松动、瘀血腹痛者及癌症患者。

忌 脾胃虚弱者。

搭配宜忌

宜 油菜+香菇

√ 油菜与香菇均含有纤维素，二者搭配食用，可调理机体、润肤养颜。

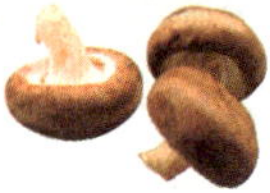

宜 油菜+豆腐

√ 油菜和豆腐搭配食用，既可清肺止咳，又能生津润燥、清热解毒。

宜 油菜+虾仁

√ 含维生素丰富的油菜，与含钙丰富的虾仁同食，有利于人体对钙的吸收。

宜 油菜+鸡翅

✓ 油菜与胶原蛋白含量丰富的鸡翅同食，对增强肝脏功能及润泽肌肤都非常有效。

忌 油菜+胡萝卜

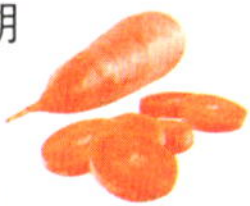

✕ 油菜与胡萝卜一起食用，其所含的维生素C易被破坏，使其营养价值降低。

忌 油菜+动物肝脏

✕ 油菜富含维生素C，与动物肝脏搭配食用，营养价值会遭到破坏。

选购·烹调·储藏宜忌

◎选择茎短、叶肉较厚实，呈深绿色者。

◎买回家若不立即烹煮，可用报纸包起放入塑胶袋中，在冰箱的蔬果室中保存。如果没有冰箱，要在阴凉处晾开，别捂在塑料袋里。

◎油菜宜现做现切，并用大火爆炒。油菜不适合放在冰箱中冷藏，以免储存时间过久造成致癌物质亚硝酸盐含量增加，对人体健康不利。

◎油菜可以荡涤油脂，与鸡肉同食，对保肝护肤有极大的好处。

◎吃剩的熟油菜隔夜后不宜再吃，因其亚硝酸盐含量较高，食用后易引发癌症。

◎不宜用水喷洒后存放。被水喷洒后，油菜叶茎的细胞外渗透压和细胞呼吸均会发生改变，会导致细胞加速溃烂，营养素被破坏。

菜花

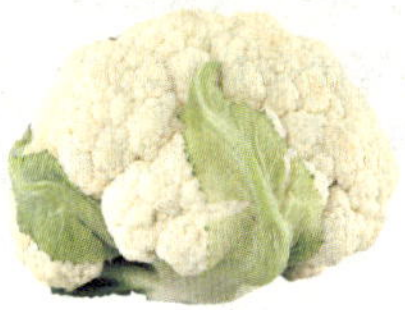

别称

花菜、花椰菜。

性味归经

性平，味甘，归肾、脾、胃经。

营养成分

多种维生素、纤维素、胡萝卜素、微量元素硒等。

营养功效

菜花具有抗癌作用，常食可补肾填精、健脑壮骨、加强肝脏解毒功能、增强身体的免疫力。

宜忌人群

宜 中风、心脏病患者。

忌 红斑狼疮患者。

搭配宜忌

宜 菜花+玉米

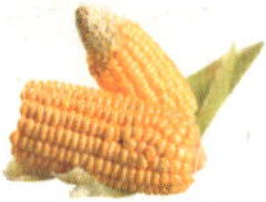

✓ 菜花与玉米同食，不仅能益胃、健脾、补虚，还可以润肤美容、延缓衰老。

宜 菜花+猪肉

✓ 菜花与猪肉搭配一同食用，可以为人体提供丰富的营养，有滋阴润燥的作用。

宜 菜花+鸡肉

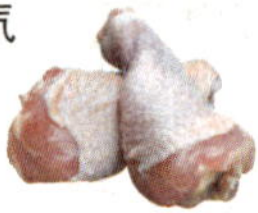

✓ 菜花与鸡肉同食，不但可以益气壮骨，而且能增强

肝脏的解毒功能。

宜 菜花+鸡蛋

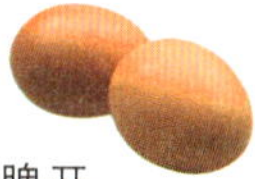

✓ 菜花与鸡蛋搭配食用，可健脾开胃、抗衰养颜、止血、促进疮面愈合。

忌 菜花+生黄瓜

✕ 生黄瓜中含有的维生素C分解酶会分解菜花中的维生素C，降低其营养价值。

忌 菜花+动物肝脏

✕ 菜花中含有丰富的维生素C，与动物肝脏同食时，菜花中的维生素C易被动物肝脏中的铜离子氧化。

选购·烹调·储藏宜忌

◎选购菜花时，以坚实、紧密、叶子新鲜的、无破坏为佳。

◎选购菜花时，花球的成熟度以花球周边未散开的为佳，花球以洁白微黄、无异味、无毛花的为最佳。

◎菜花烧煮的时间不宜过长，也不宜过早加盐，否则易破坏抗癌的营养成分。

◎菜花吃的时候宜多嚼几次，这样才更利于营养的吸收。

◎菜花虽然营养丰富，但常有残留的农药，还容易生菜虫，所以在吃之前可将菜花放在盐水里浸泡几分钟，驱赶菜虫、祛除残留的农药。

◎菜花含少量致甲状腺肿的物质，不宜多食用。

圆白菜

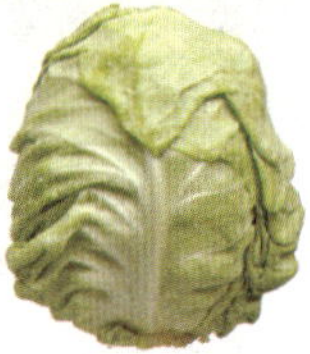

别称

包菜、包心菜、洋白菜、卷心菜。

性味归经

性平，味甘，归肝、胃经。

营养成分

维生素C、多种无机盐等。

营养功效

常食圆白菜可防衰老、防治胃溃疡、补肾强骨、填髓健脑、健胃、防癌抗癌、延年益寿。

宜忌人群

宜 胃溃疡患者、糖尿病患者、高血压患者、肥胖者等。

忌 皮肤瘙痒性疾病、眼部充血患者、脾胃虚寒者等。

搭配宜忌

宜 圆白菜+黑木耳

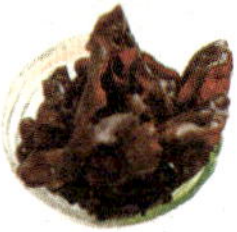

√ 圆白菜与黑木耳均富含营养，二者搭配食用，可增强人体免疫力。

宜 圆白菜+虾仁

√ 圆白菜与虾仁搭配食用，能强身健体、防病，有助于增强人体免疫力。

忌 圆白菜+生黄瓜

× 二者同食，圆白菜中的维生素C会被生黄瓜中的维生素C分解酶破坏。

生菜

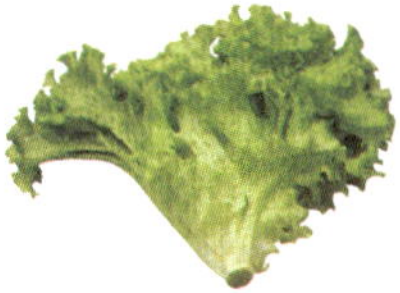

别称

叶用莴苣、鹅仔菜。

性味归经

性凉，味甘、苦，归胃、膀胱经。

营养成分

膳食纤维及维生素C等。

营养功效

生菜有利五脏、通经脉、开胸膈、利气、强筋骨、白牙齿、明耳目、通乳汁、利小便的功效。

宜忌人群

宜 痛经和哺乳期女性、缺铁性贫血者、肥胖者、便秘者、神经衰弱者、水肿者。

忌 尿频、胃寒者。

搭配宜忌

宜 生菜+兔肉

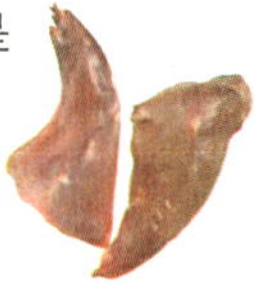

√ 兔肉是高蛋白的食品。若二者同食，可促进兔肉营养物质的消化和吸收。

忌 生菜+醋

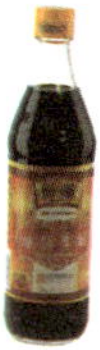

× 生菜有通经顺气、强筋骨等功效，若与醋同食，醋会破坏生菜的营养物质。

菠 菜

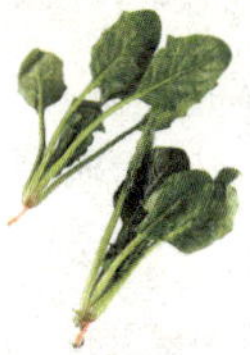

别称

菠棱、赤根菜。

性味归经

性凉，味甘，归大肠、胃、肝经。

营养成分

胡萝卜素、铁、膳食纤维、叶酸等。

营养功效

常食菠菜可排毒养颜，使人面色红润、有光泽。研究发现，常食菠菜还可保护视力。

宜忌人群

宜 孕妇、糖尿病患者、老年人、小儿。

忌 结石、肺结核患者。

搭配宜忌

宜 菠菜+鸡蛋

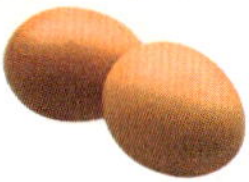

√ 菠菜与鸡蛋搭配食用，可帮助贫血、营养不良患者增强体质。

宜 菠菜+胡萝卜

√ 二者同食，可减少胆固醇在血管壁上的沉积，对心脑血管方面的疾病有辅助治疗效果。

忌 菠菜+豆腐

× 若二者一同食用，豆腐中的钙会与菠菜中的草酸结合生成草酸钙，不利于人体对钙质的正常吸收。

韭菜

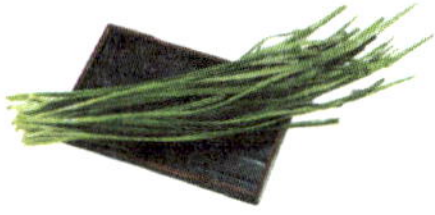

别称

壮阳草、草钟乳、长生草。

性味归经

性温，味辛，归肝、胃、肾经。

营养成分

胡萝卜素、蒜氨酸酶、钙、钾等。

营养功效

韭菜可顾护脾胃之气；对蛇、蝎、毒虫咬伤，夜盲症，心脑血管疾病等的食疗效果显著。

宜忌人群

宜 阳痿患者。

忌 眼疾、肠胃疾病患者等。

搭配宜忌

宜 韭菜+豆芽

√ 二者搭配食用，不仅能解除人体内的热毒，还有补虚通便的效果。

宜 韭菜+豆腐

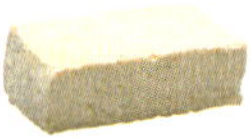

√ 二者搭配一起食用，既可增强体力、提高性功能，又能清热散瘀、消肿利尿。

忌 韭菜+南瓜

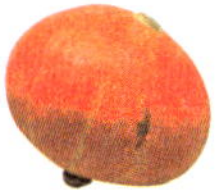

× 二者同食，南瓜中的维生素C分解酶会破坏韭菜中的维生素C。

香菜

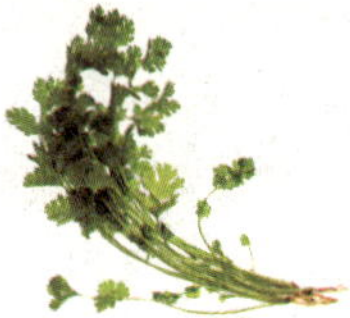

别称

芫荽、原荽、胡荽。

性味归经

性温，味辛，归肺、胃经。

营养成分

胡萝卜素、钙、铁、挥发油等。

营养功效

香菜具有芳香健胃、祛风解毒、缓解感冒、通大便、利尿、促进全身血液循环的功效。

宜忌人群

宜 经常头痛者。

忌 狐臭、口臭、严重龋齿、口舌生疮者及胃溃疡患者。

搭配宜忌

宜 香菜+牛肉

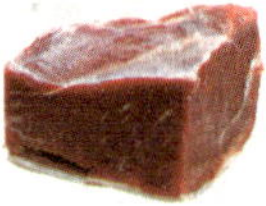

√ 牛肉与香菜同食，具有补脾健胃、消除水肿、除胀气的功效。

宜 香菜+羊肉

√ 羊肉膻味重，香菜与其同食，能去膻味，使羊肉变得更加美味。

忌 香菜+猪肉

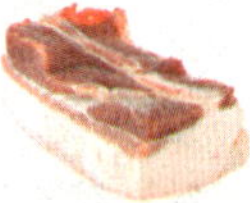

× 香菜辛温、耗气；猪肉助热生痰。二者搭配食用，对身体健康不利。

丝瓜

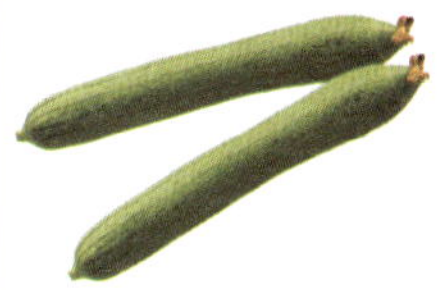

别称

天罗、绵瓜、布瓜、天络瓜。

性味归经

性凉，味甘，归肺、胃、肝经。

营养成分

钾、胡萝卜素、维生素C等。

营养功效

丝瓜有清热化痰、凉血解毒、解暑除烦、通经活络的作用，可预防便秘、口臭和全身骨痛，还可促进乳汁分泌。

宜忌人群

宜 百日咳、咽喉炎、哮喘患者。

忌 肠胃不适、腹泻者。

搭配宜忌

宜 丝瓜+鸡蛋

√ 二者搭配食用，既能解暑凉血、润肤美容，又能清热解毒、滋阴润燥、美容养颜。

宜 丝瓜+鸭肉

√ 丝瓜可清热解毒，与鸭肉搭配食用，有清热祛火、滋养肠胃的作用。

忌 丝瓜+黄瓜

× 若二者同食，丝瓜中的维生素C易被黄瓜所含的维生素C分解酶破坏，不益于健康。

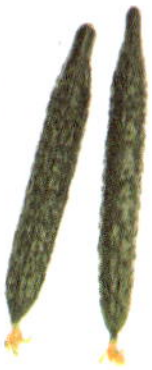

芹菜

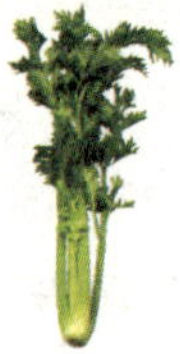

别称

香芹、白芹菜。

性味归经

性凉，味甘、辛，归膀胱、胃、肝经。

营养成分

膳食纤维、钙、磷、钾等。

营养功效

经常食用芹菜可以改善皮肤干燥、面色无华，并能使头发黑亮，目光有神。

宜忌人群

宜 便秘、高血压患者。

忌 脾胃虚寒者、待生育女性、低血压患者。

搭配宜忌

宜 芹菜+核桃

√ 芹菜与核桃搭配食用，不仅能降血压，还能够补肝益肾。

宜 芹菜+豆腐

√ 豆腐中含有丰富的蛋白质，二者一同食用对增强人体抵抗力大有益处。

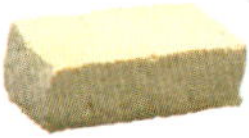

忌 芹菜+黄瓜

× 二者若同食，芹菜中的维生素C会被黄瓜中的维生素C分解酶破坏。

忌 芹菜+蛤蜊

× 二者若同食，不仅会使芹菜中的B族维生素被分解，还可能导致腹泻。

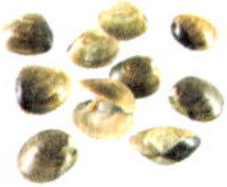

忌 芹菜+南瓜

× 南瓜若煮得不熟，食后易胀气；芹菜性凉、不易消化。二者同食易致腹胀。

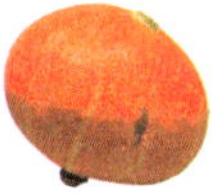

忌 芹菜+兔肉

× 兔肉味甘，性寒，若与芹菜搭配食用，日久可能会导致脱发。

选购·烹调·储藏宜忌

◎购买时宜选择干净、肉厚、质密的芹菜，且菜心结构要完好，分枝应脆嫩易折。

◎将芹菜榨汁做成饮品也是非常不错的选择。

◎芹菜气味特别，保存时宜用保鲜膜或纸巾包好后再放入冰箱，保存天数以不超过5天为佳。

◎把奶酪和芹菜放入密封容器中，再放进冰箱保存，这样奶酪的切口部位就不会变味，仍能保持鲜美。

◎烹饪时间不宜过长，以免维生素C流失，并失去脆嫩口感。

◎不宜先切后洗。芹菜先切后洗，会造成大量水溶性维生素流失，营养价值降低。

◎芹菜叶中含的胡萝卜素和维生素C比茎多，所以吃芹菜时宜连叶一同吃，营养效果更佳，而不应该将芹菜叶弃之不用。

白菜

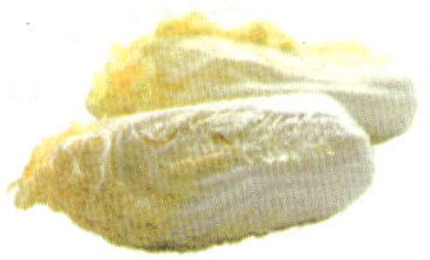

别称

胶菜、结球白菜。

性味归经

性微寒，味甘，归肺、胃、膀胱、大肠经。

营养成分

维生素C、糖酶、碳水化合物等。

营养功效

白菜菜质鲜嫩、爽口，有较高的营养价值。常食白菜可润肠排毒、护肤养颜、促进消化、预防肠癌。

宜忌人群

宜 心血管疾病患者。

忌 寒性体质者、肠胃功能不佳者、慢性肠胃炎患者。

搭配宜忌

宜 白菜+豆腐

√ 白菜与豆腐同食，可为人体提供丰富的营养，并能补中、消食。

宜 白菜+青椒

√ 青椒与白菜一同搭配食用，可以促进肠胃蠕动，帮助消化。

宜 白菜+虾皮

√ 白菜与虾皮搭配食用，营养更加丰富，可滋阴清肺、清热解毒、润肠开胃。

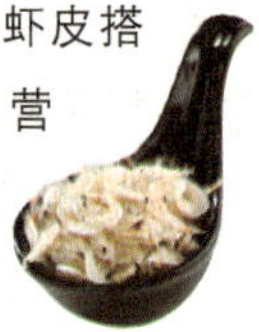

的白菜。

宜 白菜+鲤鱼

√ 白菜与鲤鱼搭配食用，对体质虚弱、妊娠水肿患者有一定的食疗作用。

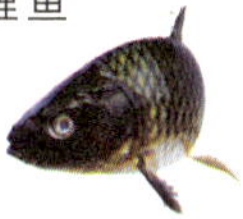

宜 白菜+鳜鱼

√ 白菜含有多种营养物质，与鳜鱼搭配一同食用，对人体的补益效果更强。

宜 白菜+板栗

√ 白菜和板栗同食，有强健身体的作用，尤其适合体质虚弱者食用。

选购·烹调·储藏宜忌

◎选购时要注意从质感和色泽两方面判断：一是要结实、紧密，具有重量感；二是尽量挑选叶片完整洁白，叶梗没有黑色斑点的白菜。

◎切白菜时，宜顺着纹理切，这样白菜不仅容易煮熟，还能减少维生素和水分的流失。

◎烹调时，不宜用水长时间烧煮或汆烫，否则容易使水分和营养物质流失。

◎常温下，白菜宜置于通风处保存，一般不要超过5天，若置于冰箱中则可保存7～10天。常温保存时茎叶应朝上，可减少水分流失。

◎大白菜在腐烂的过程中会产生亚硝酸盐，这种毒素能使血液中的血红蛋白丧失携氧能力，从而使人缺氧，所以要避免食用腐烂的白菜。

西红柿

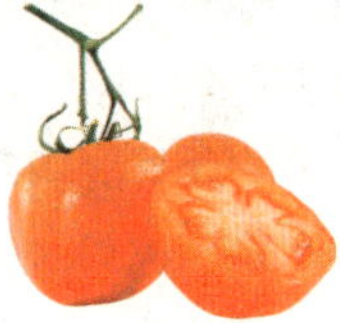

别称

番茄、洋柿子。

性味归经

性凉，味甘、酸，归胃、肝经。

营养成分

维生素C、番茄红素、烟酸等。

营养功效

西红柿所富含的番茄红素与脂肪同时存在的时候，营养成分最易被人体吸收和利用，经常食用可降低男性前列腺癌发生的概率。

宜忌人群

宜 体弱血虚者及高血压、肝炎患者。

忌 急性肠胃炎、急性细菌性痢疾患者。

搭配宜忌

宜 西红柿+菜花

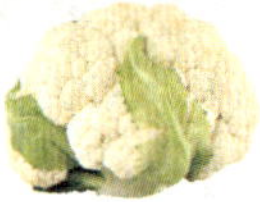

✓ 二者都含有丰富的维生素，可清理血液中的“杂物”，同时食用能预防心血管疾病。

忌 西红柿+黄瓜

✗ 西红柿含维生素C，黄瓜含维生素C分解酶。二者同食影响维生素C的吸收。

忌 西红柿+猪肝

✗ 西红柿含有丰富的维生素C，与猪肝同食，维生素C会遭到破坏。

忌 西红柿+土豆

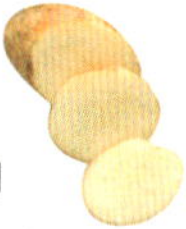

✕ 土豆会在人的胃肠中产生大量的盐酸，二者同食易导致消化不良。

忌 西红柿+螃蟹

✕ 二者均性寒凉，同食容易伤肠胃，引起腹泻。

忌 西红柿+红薯

✕ 西红柿中含有大量的酸性物质，与红薯同食易导致消化不良。

—选购·烹调·储藏宜忌—

◎选购时，以果实饱满圆润、硬实有弹性、表皮没有伤疤的西红柿为最佳。

◎未成熟的西红柿不宜食用，若买回来的是未成熟的西红柿，可放在室内，待其慢慢成熟。

◎忌餐前吃西红柿。餐前吃西红柿，容易使胃酸增多，食用者会产生胃灼热、腹痛等不适症状。

◎忌吃畸形西红柿。如果生长激素用量过大，西红柿外形就会出现畸形，如“尖屁股”“老虎脚爪”等。食用此类西红柿对人体健康不益。

◎西红柿含胡萝卜素和维生素C，有祛雀斑、美容、抗衰老、护肤等功效，能治疗真菌、感染性皮肤病。

◎西红柿易被碰坏，应装进塑料袋中放入冰箱内保存。

茄子

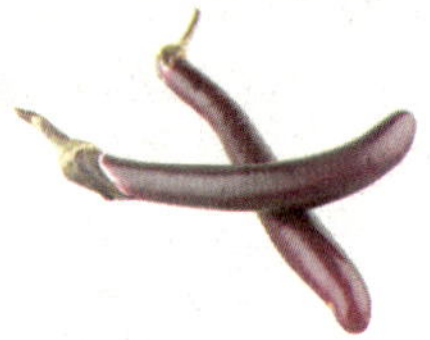

别称

茄瓜、昆仑瓜。

性味归经

性微寒，味甘，归胃、大肠经。

营养成分

芦丁、维生素E等。

营养功效

茄子属于寒凉性质的食物，夏天食用，有助于清热解暑。此外，茄子还具有活血、止痛消肿、利尿宽肠等功效。

宜忌人群

宜 便秘、发热者及高血压、动脉粥样硬化患者。

忌 眼疾患者、体质虚寒者、腹泻者、孕妇、皮肤易过敏者、易亢奋或躁动者。

搭配宜忌

宜 茄子+猪肉

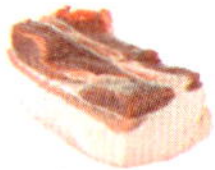

✓ 猪肉中含有丰富的蛋白质和脂肪，与茄子一同食用可增强人体抗病毒能力。

宜 茄子+牛肉

✓ 牛肉营养丰富，能增强身体免疫力。二者同食可以强壮身体。

忌 茄子+墨鱼

✕ 墨鱼性极寒，茄子性寒凉，二者一同食用易引起消化不良。

莴笋

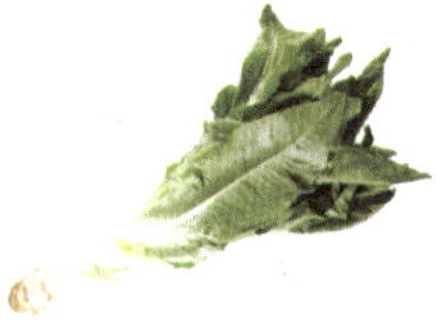

别称

莴苣、香乌笋。

性味归经

性微寒，味甘、微苦，归心、脾、胃、肺经。

营养成分

维生素C、铁等。

营养功效

莴笋中含有一种芳香烃羟化酶，可分解亚硝胺，有防癌抗癌的作用。另外，莴笋含有的香气有一定的驱虫作用。

宜忌人群

宜 神经官能症、高血压、心律不齐、失眠患者等。

忌 视力弱者、眼疾患者及产后女性。

搭配宜忌

宜 **莴笋+黑木耳**

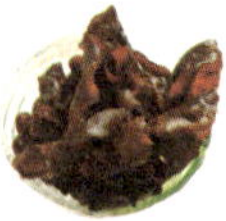

√ 莴笋可增强食欲、帮助消化；黑木耳能益气、养胃。二者同食，对肠胃非常有好处。

忌 **莴笋+蜂蜜**

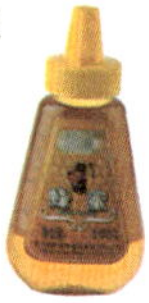

× 多数蜂蜜性寒凉，莴笋也是性凉之物。二者同食，对肠胃有损害，易致腹泻等不适症状。

洋 葱

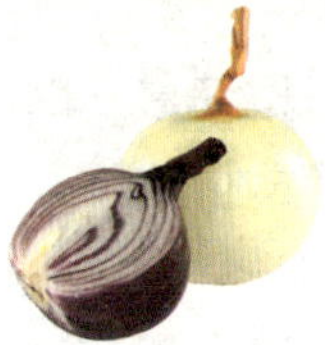

别称

葱头、玉葱、圆葱。

性味归经

性温，味辛、甘，归肺经。

营养成分

芦丁、大蒜素、B族维生素、钙、硒等。

营养功效

洋葱能帮助细胞更好地利用葡萄糖，可提神醒脑、缓解压力，是精神萎靡、抑郁患者的食疗佳蔬。

宜忌人群

宜 高血压、动脉硬化等患者。

忌 皮肤瘙痒者、眼疾及眼部充血者、胃病患者。

搭配宜忌

宜 洋葱+羊肉

✓ 洋葱含有抗氧化剂，可产生大量的谷胱甘肽，与羊肉同食可增强免疫力。

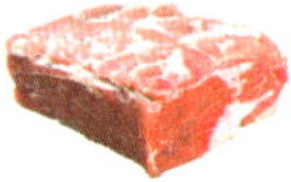

宜 洋葱+鲫鱼

✓ 鲫鱼含有丰富的蛋白质和锌，与洋葱同食可降低胆固醇，抗衰老。

宜 洋葱+牛肉

✓ 洋葱所含的半胱氨酸，能延缓细胞的衰老，与牛肉同食可强壮身体。

宜 洋葱+鹅肉

√ 洋葱含有抗氧化剂；鹅肉具有抗氧化作用。二者同食，效用更明显。

忌 洋葱+海产品

× 洋葱含有草酸；海产品含有钙与蛋白质。二者同食，易形成结石。

忌 洋葱+大蒜

× 食用洋葱易产气，令人不快；而大蒜也是香窜产气之物。二者同食，更易产气。

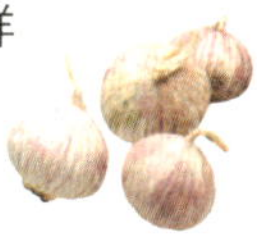

选购·烹调·储藏宜忌

◎切洋葱前将刀放入冷水里浸泡一会儿再切洋葱，就不会刺激眼睛了。

◎洋葱生拌、烹炒均可，但生吃为佳。

◎洋葱宜放在室内通风处、置于网状袋中保存，可保持干燥、不发芽，通常这样最长存放期为1个月。

◎可先将洋葱洗净，用薄塑料袋装起后放入冰箱冷冻，以凉透未冻结为宜，再取出切，可避免刺激眼睛。

◎洋葱忌过量食用，食用过多易产生胀气和排气过多等症状。

◎炒食洋葱时不宜加热过久。洋葱含有丰富的B族维生素及维生素C，加热过久会破坏其营养素，使其营养价值降低。

◎洋葱不宜存放在潮湿的地方，因其吸水后容易腐烂。

土豆

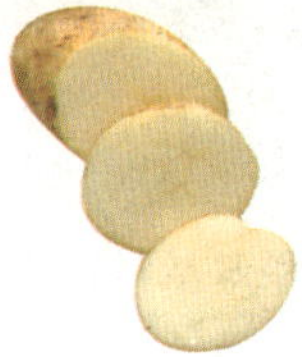

别称

马铃薯、洋芋。

性味归经

性平，味甘，归胃、大肠经。

营养成分

淀粉、蛋白质、脂肪等。

营养功效

常食可防衰老、防治胃溃疡、补肾强骨、减肥、美容护肤、健胃抗癌、延年益寿。

宜忌人群

宜 高血压、高脂血症、关节疼痛患者等。

忌 孕妇、脾胃虚寒易腹泻者、糖尿病患者。

搭配宜忌

宜 土豆+牛肉

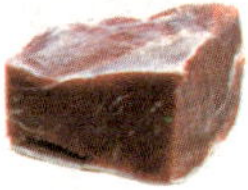

√ 二者同食，土豆含有的叶酸，可减轻因牛肉纤维较粗对胃黏膜的刺激。

宜 土豆+大米

√ 土豆热量低，含有多种维生素。与大米同食，可提高氨基酸的利用率。

宜 土豆+豆角

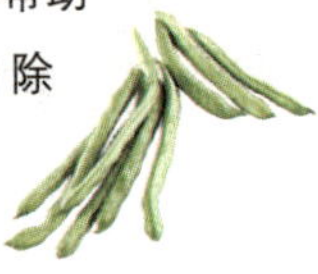

√ 豆角可帮助消化，消除胸膈、胀满。搭

配土豆食用，适用于急性肠胃炎。

宜 土豆+芹菜

✓ 土豆与芹菜同食可健脾、除湿、降压。

忌 土豆+柿子

✕ 土豆易使人的胃产生大量盐酸，与柿子同食，难以消化。

忌 土豆+香蕉

✕ 土豆与香蕉同食易导致面部生斑。

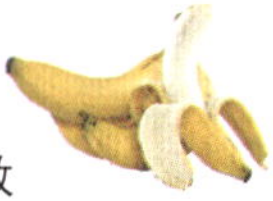

选购·烹调·储藏宜忌

◎忌挑选外皮呈绿色或已发芽的土豆，土豆以形状丰满、表面无伤痕、无皱纹者为佳。

◎切好的土豆片、土豆丝宜放入水中，去掉多余的淀粉以便烹调，但泡的时间不宜太久，以避免水溶性维生素流失。

◎土豆常温保存即可，存放时间过长则容易发芽。可将它与苹果摆放在一起，苹果会释放乙烯气体，这种气体虽会促使蔬果老化，却可抑制土豆发芽。

◎土豆适宜与鸡肉等肉类搭配同食，互为补充，营养更全面。

◎凡腐烂、霉烂、皮色发青或发芽较多的土豆一律不能食用，以免造成龙葵素中毒。

◎土豆忌去皮太厚，要越薄越好，因为土豆皮中含丰富的营养物质。

冬瓜

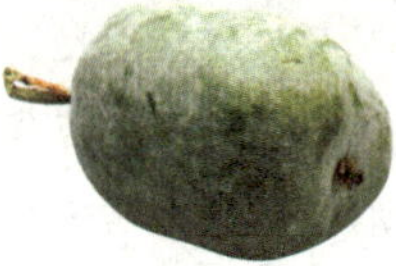

别称

白瓜、白冬瓜、枕瓜等。

性味归经

性微寒，味甘、淡，归肺、胃、膀胱经。

营养成分

维生素B_1、丙醇二酸、钾等。

营养功效

常食冬瓜可利尿消肿、解暑止渴、清热化痰、消肿、减肥，还能健体美肤、防老抗衰。

宜忌人群

宜 肾病、维生素B_1缺乏病（即脚气病）、癌症、糖尿病、冠心病、动脉硬化、高血压患者及易水肿者。

忌 脾胃虚弱、肾脏虚寒、阳虚肢冷及阴虚火旺者。

搭配宜忌

宜 冬瓜+海带

√ 冬瓜与海带搭配同食，既能延年益寿、减肥美容，又可祛脂降压。

宜 冬瓜+香菇

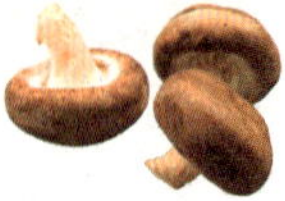

√ 冬瓜若与香菇搭配同食，不仅能利尿消肿、清热解毒，还可补脾益气，益于身体健康。

宜 冬瓜+芦笋

✓ 冬瓜与芦笋的营养价值都很高，二者若搭配一同食用，具有良好的保健功效。

宜 冬瓜+火腿

✓ 冬瓜与火腿一同食用，有很好的减肥功效，对小便不利等也有缓解作用。

忌 冬瓜+鲫鱼

✕ 鲫鱼与冬瓜都有利水的功效，不宜同食。

忌 冬瓜+醋

✕ 冬瓜中含有多种维生素和无机盐，与醋同食，醋会破坏冬瓜中的营养成分。

选购·烹调·储藏宜忌

◎在选购冬瓜时，宜选择皮薄细嫩、外形完整、表皮有一层白色粉末的。

◎冬瓜既可以素炒食用，也可以用于煲汤，清淡爽口。

◎为了能在冬季吃到新鲜冬瓜，可选择一些未腐烂、没有受过剧烈震动、带有一层完整白霜的冬瓜，放在没有阳光的干燥地方保存，瓜下放草垫或木板。

◎冬瓜清炖时要少放盐，这样才不会丧失汤品原有的鲜味。

◎冬瓜性寒，故久病体虚的人应忌食。

◎不宜多食或偏食。冬瓜多食、偏食后易耗伤阳气。

◎服用滋补药品时忌食冬瓜。因为冬瓜可解热利尿，会影响药效。

芋头

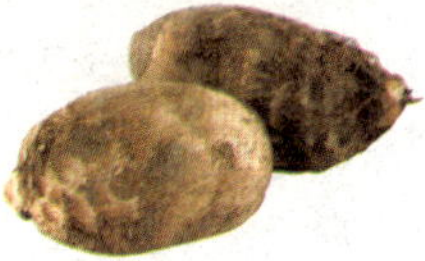

别称

青芋、芋艿。

性味归经

性平，味甘、辛，归肠、胃经。

营养成分

碳水化合物、钙、磷、铁、胡萝卜素等。

营养功效

芋头有补中益气、美容养颜、乌发美发、增进食欲、促进消化等功效。

宜忌人群

宜 身体虚弱者、肿瘤患者、牙齿松动者、胃酸过多者。

忌 哮喘患者、过敏性鼻炎患者、糖尿病患者、肠胃湿热患者。

搭配宜忌

宜 芋头+羊肉

√ 芋头有益胃宽肠等功效，与羊肉同食可以促进脂肪的分解和营养物质的吸收。

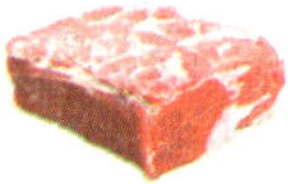

忌 芋头+雀肉

× 芋头不宜与雀肉一同食用，若二者一同食用会对人体不利，所以食用芋头时需要注意不要同时吃雀肉。

竹笋

别称

春笋、冬笋、生笋。

性味归经

性寒，味甘、微苦，归胃、肺、大肠经。

营养成分

B族维生素等。

营养功效

竹笋具有滋阴凉血、和中润肠、清热化痰、解渴除烦、利膈健胃、利尿通便、养肝明目的功效。

宜忌人群

宜 肥胖症患者、癌症患者、高血压患者、习惯性便秘及动脉粥样硬化患者。

忌 胃溃疡、胃出血患者、尿路结石患者、肾炎患者、肝硬化患者、骨质疏松患者、佝偻病患者、过敏体质者。

搭配宜忌

宜 竹笋+鸡肉

√ 竹笋配鸡肉可暖胃、益气、补精填髓，还具有低脂肪、高纤维的特点。

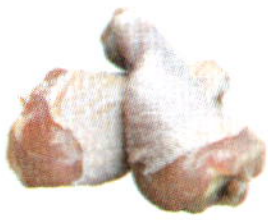

忌 竹笋+山楂

× 竹笋中含有维生素C分解酶，与山楂搭配同食，易破坏山楂中的维生素C。

胡萝卜

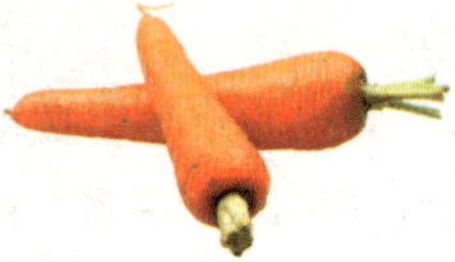

别称

黄萝卜、葫芦菔、丁香萝卜。

性味归经

性平，味甘，归肺、脾、肝经。

营养成分

膳食纤维、胡萝卜素等。

营养功效

胡萝卜中含有非常丰富的胡萝卜素，可以加速体内毒素的排出，对人体有多方面的保健功效，因此有“小人参”的美誉。

宜忌人群

宜 糖尿病、夜盲症、便秘、百日咳患者。

忌 脾胃虚寒者。

搭配宜忌

宜 胡萝卜+牛肉

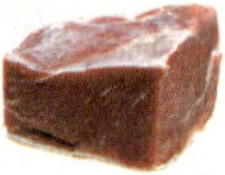

√ 二者同食可补中益气、滋养脾胃、化痰息风，还能强筋健骨、防病抗癌。

宜 胡萝卜+猪肝

√ 二者搭配食用，对因维生素A缺乏导致的夜盲症有较好的食疗作用。

忌 胡萝卜+山楂

× 二者同食，会加速山楂中维生素C的氧化，降低其营养价值。

莲藕

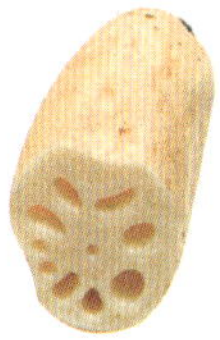

别称

藕、荷梗、灵根。

性味归经

生用性寒、熟用性温，味甘，归心、脾、胃经。

营养成分

淀粉、蛋白质、维生素C、维生素B_1、钙、磷、铁等。

营养功效

莲藕药用价值很高，根、叶、花须、果实无不为宝，都可入药，是老幼妇孺、体弱多病者上好的滋补珍品。

宜忌人群

宜 食欲不振者、肺病、肠炎患者、中老年人。

忌 脾胃功能低下、大便溏泄者。

搭配宜忌

宜 莲藕+核桃仁

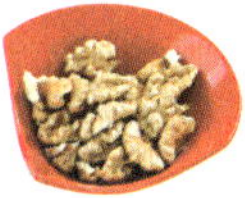

√ 莲藕含丰富的铁；核桃仁有补血的作用。二者同食，补血效果更佳。

宜 莲藕+芹菜

√ 二者搭配同食，可滋补身体、消除疲劳、补充体力、增强抵抗力。

忌 莲藕+菊花

× 莲藕不宜与菊花一起食用，若二者同食，很可能导致肠胃不适。

苦瓜

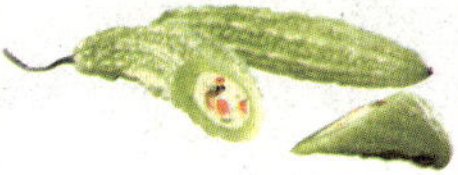

别称

锦荔枝、凉瓜。

性味归经

性寒，味苦，归胃、心、肝经。

营养成分

膳食纤维、钾、苦瓜苷等。

营养功效

苦瓜中含有丰富的维生素C和膳食纤维，常食可清暑解热、明目解毒、滋阴降火、养血补肝、润脾强肾、防癌抗癌。

宜忌人群

宜 糖尿病患者、中暑发热者。

忌 脾胃虚寒者、孕妇、体质虚寒的女性。

搭配宜忌

宜 苦瓜+茄子

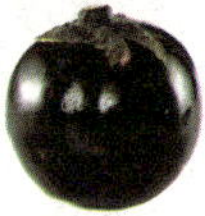

√ 茄子和苦瓜都是心血管患者的保健食品，同食可互相促进营养物质的吸收。

宜 苦瓜+鸡蛋

√ 鸡蛋营养丰富，与苦瓜同食，营养更全面。

忌 苦瓜+豆腐

× 苦瓜中的草酸，易与豆腐中的钙结合形成草酸钙，不利于钙质的吸收，若长期二者同食，易患结石，不益于人体健康。

白萝卜

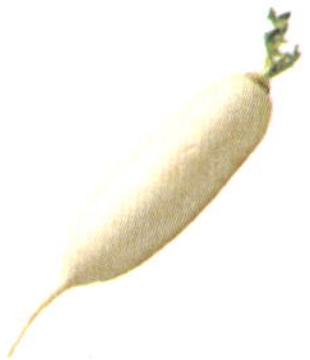

别称

莱菔、罗服。

性味归经

性凉，味辛、甘，归脾、肺经。

营养成分

膳食纤维及维生素C等。

营养功效

常食白萝卜不仅对冠心病、动脉粥样硬化、胆石症等疾病有较好的预防、治疗效果，还能提高人体的抗癌能力。

宜忌人群

宜 大便不畅者及支气管炎、肺炎、痢疾患者。

忌 气虚血弱者、脾胃虚寒者，以及十二指肠溃疡、慢性胃炎、单纯甲状腺肿、流产、子宫脱垂等患者。

搭配宜忌

宜 白萝卜+羊肉

√ 二者同食，可助阳补精、顺气消食，还可以减少心脑血管疾病的发生。

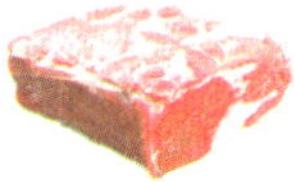

忌 白萝卜+生黄瓜

× 二者若同食，白萝卜中的维生素C会遭到破坏，降低其营养价值。

黄瓜

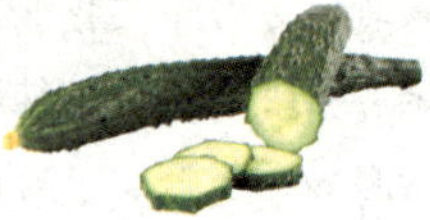

别称

胡瓜、刺瓜、王瓜。

性味归经

性凉，味甘，归肺、胃、脾、膀胱经。

营养成分

多糖、氨基酸、维生素C等。

营养功效

常食黄瓜可排毒养颜、护发减肥、抗衰抗癌。此外，对于糖尿病患者来说，黄瓜是很好的蔬果类食物。

宜忌人群

宜 肥胖症、高胆固醇、动脉硬化、糖尿病患者。

忌 肝病、心血管病、肠胃病患者。

搭配宜忌

宜 黄瓜+猪肉

✓ 二者搭配食用，可滋阴润燥、消除烦热，对便秘等有显著的食疗效果。

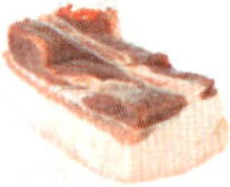

宜 黄瓜+虾

✓ 黄瓜与营养丰富的虾搭配食用，可清热、利尿，还具有补肾的功效。

忌 黄瓜+西红柿

✗ 西红柿若与生黄瓜同食，西红柿所含的维生素C会被破坏，故二者不宜同食。

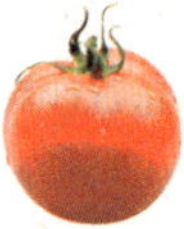

青椒

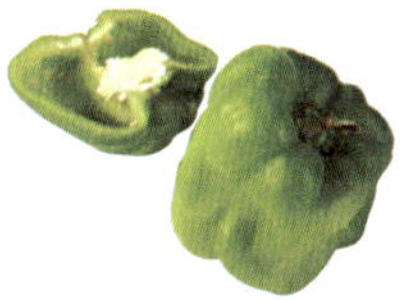

别称

大椒、灯笼椒、柿子椒、甜椒、菜椒。

性味归经

性平，味甘、辛，归肝、心、脾经。

营养成分

维生素A、磷、钙、维生素C等。

营养功效

青椒果肉厚而脆嫩，维生素C含量丰富，可解热、镇痛，降低细胞癌变的发生率，增加食欲、帮助消化。

宜忌人群

宜 食欲不佳者、风湿性疾病患者。

忌 溃疡、食管炎、咳喘、牙痛、痔疮、眼疾患者。

搭配宜忌

宜 青椒+鳝鱼

✓ 鳝鱼与青椒同食，不仅爽口，能起到降血糖的功效，还可以开胃。

宜 青椒+虾

✓ 青椒与虾同食，有助于增强人体免疫力，且有开胃消食的功效。

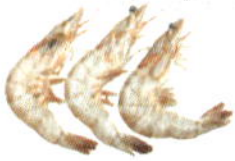

忌 青椒+芋头

✗ 青椒与芋头不宜一起食用，二者同食容易出现胃胀、腹痛等症状。

南瓜

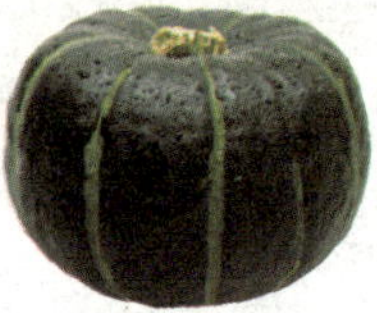

别称

倭瓜、番瓜、麦瓜、饭瓜。

性味归经

性温，味甘，归脾、胃经。

营养成分

果胶、钴、锌、胡萝卜素等。

营养功效

南瓜营养丰富，经常食用可补中益气、消炎止痛、化痰排脓、退热止痢、止痛安胎、解毒杀虫。

宜忌人群

宜 高脂血症、高血压、冠心病患者。

忌 脚气者、黄疸者、胃热者。

搭配宜忌

宜 南瓜+芦荟

√ 南瓜与芦荟搭配食用，可为人体提供丰富的营养，还能美白、抗衰老。

宜 南瓜+莲子

√ 南瓜与莲子同食，可以增强体质，对便秘患者也有一定的食疗功效。

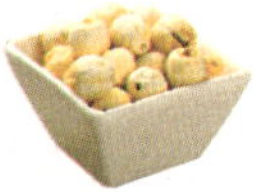

忌 南瓜+羊肉

× 南瓜和羊肉都是热性食物，同食易引发腹胀、便秘等。

山药

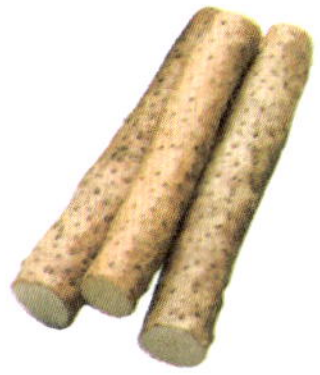

别称

薯蓣、土薯、山薯蓣、白山药。

性味归经

性平，味甘，归脾、肺、肾经。

营养成分

B族维生素、淀粉酶、多酚氧化酶等。

营养功效

山药具有食疗作用，可用于脾胃虚弱、饮食减少、便溏腹泻、女性脾虚带下、肺虚久咳咽干等。

宜忌人群

宜 冻疮、心腹虚胀、湿热虚泻患者。

忌 大便燥结者。

搭配宜忌

宜 山药+羊肚

√ 山药有健脾益气、补肺润燥等作用，与羊肚同食可改善脾胃虚弱。

宜 山药+枸杞子

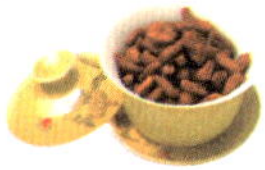

√ 二者搭配一同食用，可起到健脾养肾、强壮肌肉等作用，有利于人体健康。

忌 山药+柿子

× 山药与柿子一起食用，会引起胃胀、腹痛、呕吐等，故二者不宜同食。

菌类

香菇

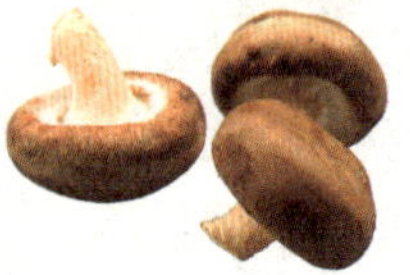

别称

菊花菇、香蕈。

性味归经

性平，味甘，归肝、胃、脾经。

营养成分

蛋白质、多糖、氨基酸、维生素等。

营养功效

香菇具有化痰理气、益胃和中、降压减脂、增进食欲等功效。

宜忌人群

宜 气虚者、体弱多病者、高脂血症患者。

忌 脾胃寒湿气滞者。

搭配宜忌

宜 香菇+豆腐

√ 香菇有降低血压的功效，与豆腐搭配，降血压的效果更为明显。

宜 香菇+木瓜

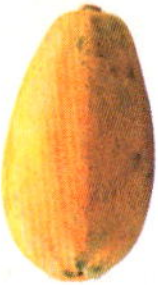

√ 香菇含有的腺嘌呤，可降低胆固醇、预防心血管疾病和肝硬化；木瓜中含有木瓜蛋白酶和脂肪酶。二者一同食用，具有降压减脂的作用。

忌 香菇+驴肉

× 香菇与驴肉同食可能会诱发心绞痛，不宜一同食用。

鸡腿菇

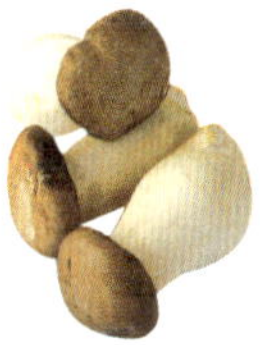

别称

鸡腿蘑、刺蘑菇、毛头鬼伞。

性味归经

性平，味甘，归心、胃经。

营养成分

赖氨酸、亮氨酸等。

营养功效

鸡腿菇性平，味甘，入心、胃经，具有益胃醒神、增进食欲、消食化积等功效。经常食用可提高人体免疫力。

宜忌人群

宜 糖尿病、痔疮患者。

忌 感冒或胃肠不适者。

搭配宜忌

宜 鸡腿菇+莴笋

√ 鸡腿菇与莴笋搭配食用，具有健脾开胃、清热解毒等功效。

忌 鸡腿菇+酒

× 鸡腿菇与酒一同食用，易导致过敏，所以最好不要同食。

健康提醒

鸡腿菇烹调前需挑去杂质，剪掉菌根后装盆，加清水洗去泥沙，另换温水浸泡片刻再洗一遍，最后放入50℃左右的温水中浸泡至回软后，即可随用随取。

平菇

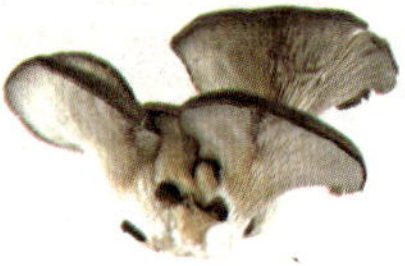

别称

北风菌、蚝菌。

性味归经

性温，味甘，归肝、胃、脾经。

营养成分

氨基酸、蛋白质、硒、多糖体及多种维生素等。

营养功效

平菇具有祛风散寒、舒筋活络的功效，适用于腰腿疼痛、手足麻木等。

宜忌人群

宜 糖尿病和肥胖患者、胆结石、慢性胃炎患者、老年人和肠胃功能虚弱者。

忌 过敏体质者。

搭配宜忌

宜 平菇+蛋清

√ 平菇补气益胃，蛋清滋阴润燥，二者同食对人体的保健功效极佳。

宜 平菇+青豆

√ 二者搭配同食，有利于植物蛋白的吸收，营养更加丰富全面，保健功效更强。

宜 平菇+鸡肉

√ 鸡肉与平菇搭配食用营养丰富，具有增强免疫力、促进生长发育等作用。

黑木耳

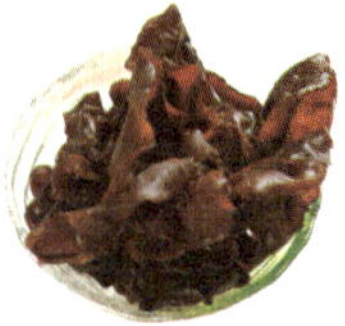

别称

木耳、桑耳、松耳。

性味归经

性平，味甘，归胃、肝、肺经。

营养成分

膳食纤维、维生素 B_2、铁、钙、胶质等。

营养功效

黑木耳的营养价值可与动物性食物相媲美，不仅可养血驻颜，还有祛病延年的功效。

宜忌人群

宜 脑血栓、冠心病患者，以及矿山、冶金、纺织、理发工作者。

忌 孕妇、慢性腹泻者、出血性疾病患者。

搭配宜忌

宜 黑木耳+猪腰

√ 猪腰有补肾利尿的作用，二者同食对体弱、肾虚腰痛有改善作用。

宜 黑木耳+墨鱼

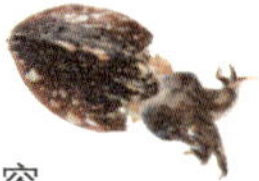

√ 墨鱼有止血、调经、美容的功效。二者同食，可改善缺铁性贫血。

忌 黑木耳+茶

× 黑木耳含铁，与茶同食，会降低人体对铁的吸收。

金针菇

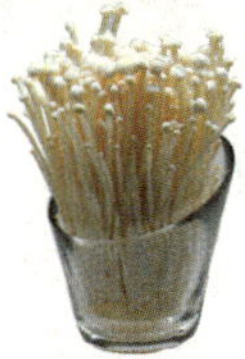

别称

毛柄金钱菇、金菇、朴菇。

性味归经

性平，味甘，归肝、胃经。

营养成分

氨基酸、精氨酸等。

营养功效

金针菇中富含营养，具有健脑和促进儿童智力发育的功效，因此，又被人们称为“益智菇”和“增智菇”。

宜忌人群

宜 气血不足者、营养不良的老人、儿童、癌症、肝病及胃病患者。

忌 红斑狼疮患者及关节炎患者。

搭配宜忌

宜 金针菇+西蓝花

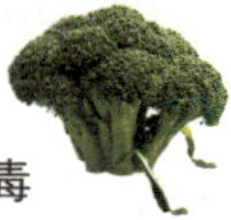

√ 常吃西蓝花可以增强肝脏解毒能力，与金针菇搭配食用，效果更明显，益于人体健康。

忌 金针菇+牛奶

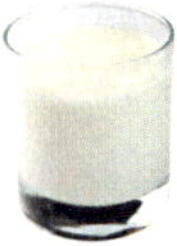

× 金针菇和牛奶都是对人体有益的食品，但是二者同食却会损害健康。

银 耳

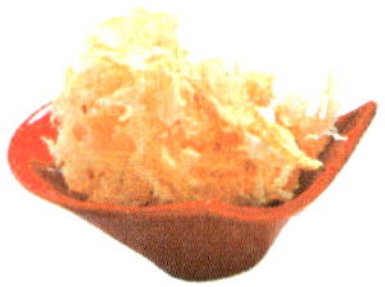

别称

白木耳、桑鹅。

性味归经

性平，味甘，归肺、胃经。

营养成分

维生素D、硒等。

营养功效

银耳性平，味甘，归肺、胃、肾经，具有润肺生津、滋阴养胃、益气和血、补肾益精、强心健脑等功效。

宜忌人群

宜 阴虚火旺、体质虚弱、大便干结者、月经不调的女性及青少年。

忌 外感风寒者、出血证患者、糖尿病患者。

搭配宜忌

宜 银耳+鱿鱼

√ 银耳具有抗癌、抗衰老等疗效，鱿鱼有延缓衰老的作用，同食适合中老年人。

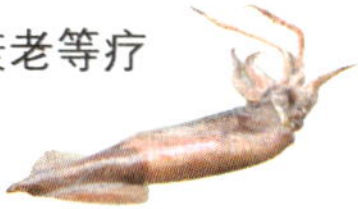

宜 银耳+莲子

√ 银耳可去除脸部黄褐斑、雀斑，莲子可清内热、解毒，二者搭配尤其适合女性食用。

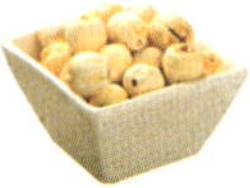

牛肉

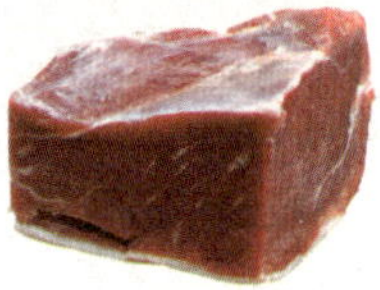

性味归经

性温、凉，味甘，归脾、胃经。

营养成分

蛋白质、氨基酸等。

营养功效

牛肉享有“肉中骄子”的美称。中医学认为，牛肉有补中益气、滋养脾胃、强健筋骨、化痰息风、止渴止涎的功效。

宜忌人群

宜 身体虚弱、贫血、体软无力、目眩者。

忌 湿疹、肾炎患者及过敏患者。

搭配宜忌

宜 牛肉+南瓜

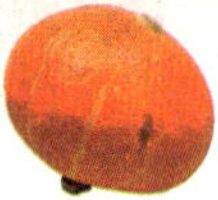

√ 牛肉具有强筋骨、补脾胃的功效，与南瓜同食，可补脾益气、排毒止痛。

宜 牛肉+枸杞子

√ 牛肉与枸杞子一同食用，既养血补气、和胃益肝，又对体弱多病者有补益效果。

宜 牛肉+陈皮

√ 牛肉配以陈皮，不仅能止咳化痰，还能生津开胃、顺气消食。

宜 牛肉+牛蒡

√ 牛蒡富含膳食纤维，牛肉是粗纤维的肉类，二者同食能改善便秘。

忌 **牛肉+板栗**

× 二者若同食，板栗中的维生素会与牛肉中的微量元素发生反应，降低营养价值。

忌 **牛肉+白酒**

× 牛肉属甘温之品，补气助火；而白酒属大温之品。二者同食，容易上火。

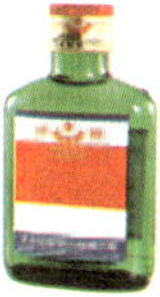

—选购·烹调·储藏宜忌—

◎清洗牛肉时忌浸泡在水中，应用流动的水冲洗，再将水分擦干。另外，牛肉不宜顺着纤维方向切，否则牛肉口感硬，不易嚼烂。

◎牛肉不易熟烂，烹饪时放山楂、橘皮或茶叶可以使其易烂。

◎牛肉以买回当天吃完为佳，若要保存，也应该放冰箱，而且不要超过3天，一旦解冻便不宜再冷冻。

◎牛肉的纤维组织比较粗，结缔组织又较多，应横切，将长纤维切断，不能顺着纤维组织切，否则不仅没法入味，还嚼不烂。另外，烹煮前先用刀拍打牛肉以破坏纤维组织，可减轻其韧度。

◎牛肉为发物，肝硬化、肾炎的患者应当谨慎食用，避免导致代谢障碍或过敏。

猪肉

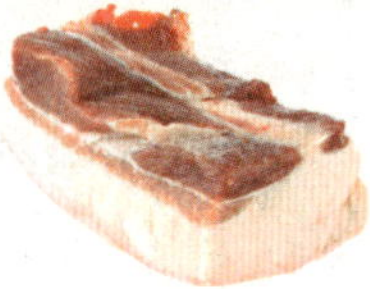

性味归经

性平，味甘、咸，归脾、胃、肾经。

营养成分

透明质酸酶、血红素铁、蛋白质等。

营养功效

猪肉的纤维比较细软，结缔组织较少，具有滋养脏腑、润滑肌肤、补肾养血、滋阴润燥之功效。

宜忌人群

宜 贫血者、腹胀者、痔疮患者。

忌 肥胖者、心血管疾病患者。

搭配宜忌

宜 猪肉+南瓜

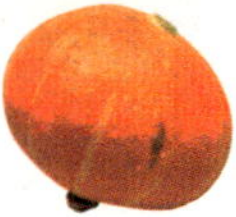

√ 南瓜中的果胶可减肥降脂。二者同食可达到降脂的目的。

宜 猪肉+枸杞子

√ 猪肉与枸杞子搭配食用，既可滋补肝肾，又能延年益寿，食疗效果很好。

宜 猪肉+芋头

√ 芋头中含有丰富的淀粉，而猪肉具有滋补功效，二者搭配食用，效果更佳。

宜 猪肉+草菇

√ 猪肉含有丰富的蛋白质，草菇的维生素C含量高。二者同食可提高免疫力。

忌 猪肉+牛肉

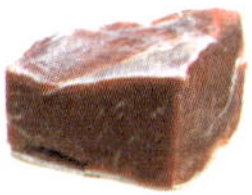

× 猪肉和牛肉均为高蛋白食物，同食不易消化，故不宜同食。

忌 猪肉+鲫鱼

× 猪肉与鲫鱼，不宜放在一起烹调，不利于人体健康。

选购·烹调·储藏宜忌

◎食用猪肉后不宜大量饮茶，否则易造成便秘，不利于有毒物质和致癌物质的排出。

◎挑选猪肉时以肉色为粉红色、略带光泽、肉身结实、脂肪泛白者为最佳。

◎猪肉比较容易变质，购买后最好当天食用，剩下的应该放在冰箱中冷藏。

◎忌吃肉弃皮。猪肉皮中的蛋白质含量是肉的2.5倍，糖类含量一般是肉的4倍，而脂肪含量比瘦肉低得多，而且猪肉皮中含有较多的胶原蛋白和丰富的赖氨酸。胶原蛋白可延缓衰老，赖氨酸有益儿童生长发育，所以猪肉皮不要丢掉，以免降低其食用价值。

◎忌用热水浸洗猪肉。应将猪肉先用干净粗布擦洗，除去污垢，然后用冷水快速冲洗干净。

羊肉

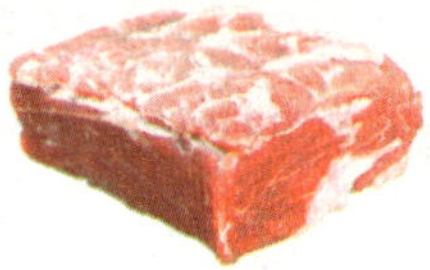

性味归经

性温，味甘，归脾、肾经。

营养成分

蛋白质、脂肪、铜、锌等。

营养功效

羊肉性温热，具有补气滋阴、暖中补虚、开胃健脾、补虚祛寒、温中暖下、益肾补衰、助元益精之功效。

宜忌人群

宜 胃寒、气血两虚、骨质疏松、体虚者。

忌 感冒、肠炎、痢疾、高血压、水肿、牙痛及一切热性病症患者。

搭配宜忌

宜 羊肉+鳖肉

√ 羊肉与鳖肉同食，可以滋阴补血、补肾壮阳、防病强身，使人精力充沛。

宜 羊肉+鸡蛋

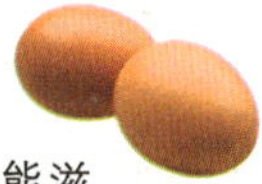

√ 羊肉与鸡蛋一同食用，不但能滋养身体，还能促进新陈代谢，延缓衰老。

宜 羊肉+人参果

√ 羊肉与人参果搭配食用，具有温中暖下、益气补血的功效。

宜 羊肉+姜

√ 羊肉温阳暖肾；姜祛寒保暖。二者如果搭配食用，可增强体质。

忌 羊肉+南瓜

× 羊肉大热补虚；南瓜补中益气。两补同食，易致胸闷腹胀、胸部壅塞不舒等。

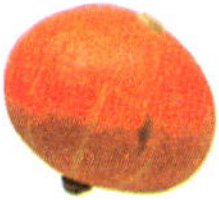

忌 羊肉+红豆

× 羊肉最好不与红豆同食，因为二者相克，会引起中毒。

—选购·烹调·储藏宜忌—

◎羊肉以现购现烹为宜，暂时吃不了的羊肉，可用少许盐腌渍2天，即可保存一周左右。羊肉忌和西瓜一起食用，那样易导致腹泻、腹痛、呕吐等。

◎羊肉性温热，经常吃容易上火。因此，吃羊肉时，搭配一些凉性蔬菜，如冬瓜、丝瓜、油菜、大白菜、菠菜等，这样既能达到羊肉的补益功效，又能中和羊肉的燥热之性。

◎吃羊肉时搭配一些香菜，可去腥增香。

◎羊肉为高蛋白质食物，其生化成分复杂，不宜用铜器烹煮，否则易产生有毒物质，损害人体健康。

◎不宜食用流产的羊羔肉。因为许多流产的羊羔中带有布氏杆菌，此菌能感染人类，损害人的生殖系统。

狗肉

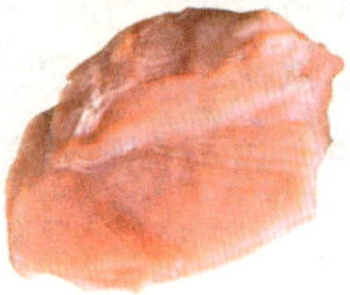

性味归经

性温，味咸，归脾、胃、肾经。

营养成分

蛋白质、脂肪、维生素A、维生素B_2、锌、硒等。

营养功效

狗肉有益脾和胃、滋补壮阳的作用。此外，狗肉中含有少量稀有元素，对高血压、心脑缺血性疾病具有食疗效果。

宜忌人群

宜 脾肾气虚者、阳痿、尿频、寒疟患者。

忌 阴虚火旺者、痰火病症者、咳嗽患者、发热者、痢疾患者。

搭配宜忌

宜 狗肉+花椒

√ 狗肉与花椒一同食用，狗肉会越嚼越香，花椒也不会有麻舌感。

宜 狗肉+柠檬

√ 狗肉若配合柠檬食用，可去除狗肉的异味，还能带出狗肉的香味。

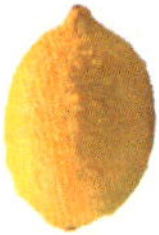

忌 狗肉+蒜

× 二者同食会助火生热，尤其是阳盛体质者更应当忌食。

鸡肉

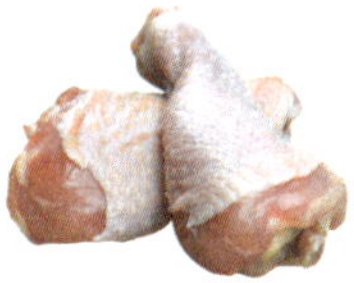

性味归经

性温，味甘，归脾、胃经。

营养成分

蛋白质、不饱和脂肪酸、卵磷脂等。

营养功效

中医学认为，鸡肉有温中益气、补虚填精、健脾胃、活血脉、强筋骨的功效，是滋补养身的最佳食材。

宜忌人群

宜 营养不良、贫血、气血不足、产后无乳者。

忌 高血压、冠心病、胆囊炎、胆结石患者。

搭配宜忌

宜 鸡肉+菜心

√ 鸡肉与菜心搭配食用，可以帮助消化、调理肠胃，并且可以促进新陈代谢。

宜 鸡肉+白酒

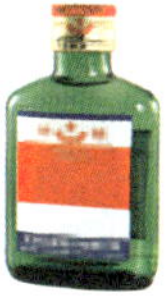

√ 鸡肉如果与白酒搭配食用，不仅能补血益气，还可活血通络。

忌 鸡肉+虾

× 鸡肉性温，不容易消化。虾与鸡肉同时食用，可能会导致消化不良，对肠胃不好。

鸭肉

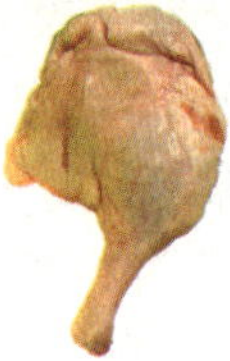

性味归经

性寒，味甘、咸，归脾、胃、肺、肾经。

营养成分

不饱和脂肪酸、蛋白质、维生素E、B族维生素等。

营养功效

《本草纲目》记载鸭肉"主大补虚劳，最消毒热，利小便，除水肿，消胀满，利脏腑，退疮肿，定惊痫"。

宜忌人群

宜 体虚、营养不良、低热者。

忌 体弱、四肢逆冷、腹泻者。

搭配宜忌

宜 鸭肉+干贝

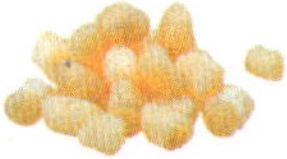

✓ 鸭肉能补气健脾；干贝可滋阴补肾。二者同食，营养更丰富。

宜 鸭肉+沙参

✓ 二者一同食用可有效缓解肺热干咳、咳喘等，并具有较强的滋补全身的功效。

忌 鸭肉+鳖肉

✕ 鸭肉与鳖肉均性凉，二者同食易导致阴盛阳虚、水肿、泄泻，有损人体健康。

兔肉

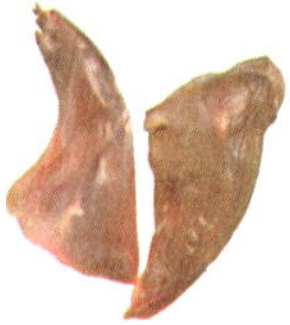

性味归经

性凉，味甘，归肝、大肠经。

营养成分

蛋白质、脂肪、维生素A、烟酸、硒等。

营养功效

兔肉是低脂肪、低胆固醇的健康食品，有滋阴凉血、理气润肤、解毒散热、保护血管、提高记忆力等功效。

宜忌人群

宜 发育期的青少年、肝病患者、高血压患者、冠心病患者及糖尿病患者。

忌 脾胃阳虚者。

搭配宜忌

宜 兔肉+青椒

√ 兔肉是低脂肪、低胆固醇的营养食品，与青椒同食，可提高身体免疫力。

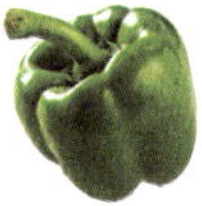

宜 兔肉+枸杞子

√ 枸杞子具有滋补内脏的作用，与兔肉同食能增强滋补作用。

忌 兔肉+芥末

× 芥末性温，能温中利窍，通肺豁痰，但兔肉性寒，二者性味相反，不宜同食。

牛肝

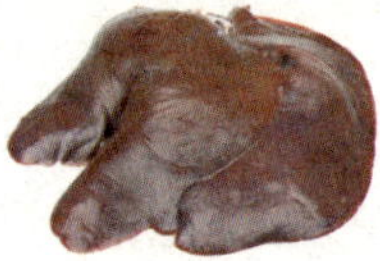

性味归经

性平，味甘，归肝经。

营养成分

铁、维生素A、蛋白质、胆固醇、锌等。

营养功效

牛肝含有丰富的蛋白质、维生素、微量元素等营养物质，对促进儿童的生长发育和人体健康有益。此外，牛肝能有效清除多种有害物质的毒性，起到阻止生化代谢，终止癌细胞分裂增殖的作用。

宜忌人群

宜 贫血患者、老年人及产妇、视力下降者、肿瘤患者等。

忌 高血压患者、动脉粥样硬化患者及痛风患者等。

搭配宜忌

宜 牛肝+葱

✓ 牛肝和葱同时食用，可以促进胃液分泌，有利于营养物质的消化和吸收。

忌 牛肝+毛豆

✕ 毛豆含维生素C，牛肝中所含的铜、铁等离子能使维生素C被氧化。

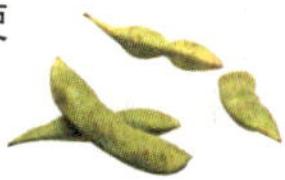

猪肝

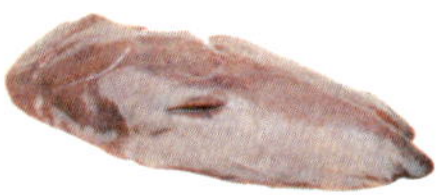

性味归经

性温，味甘、苦，归肝经。

营养成分

B族维生素、蛋白质、脂肪、铁等。

营养功效

猪肝可补肝明目、养血补虚、抗癌解乏、促进儿童成长，多用于贫血、头昏、目眩、视力模糊、夜盲及目赤等。

宜忌人群

宜 缺铁性贫血患者、眼病患者。

忌 高血压、冠心病、肥胖症、高脂血症。

搭配宜忌

宜 猪肝+洋葱

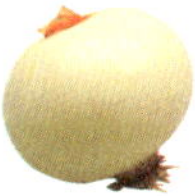

√ 猪肝与洋葱搭配在一起食用，对夜盲症、营养不良等的食疗效果显著。

宜 猪肝+韭菜

√ 猪肝和韭菜同食有利于二者营养素的吸收，所以猪肝和韭菜是不错的搭配。

忌 猪肝+鹌鹑肉

× 猪肝若与鹌鹑肉一同食用，容易引起不良的反应，并有可能引发肝病等。

猪肚

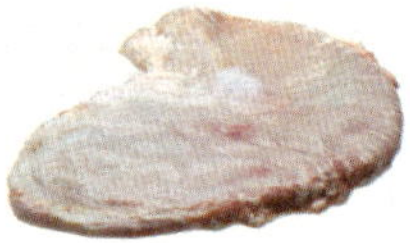

别称

猪胃。

性味归经

性温，味甘，归脾、胃经。

营养成分

蛋白质、脂肪、碳水化合物、多种维生素及钙、磷、铁等。

营养功效

猪肚具有补益脾胃、增进食欲、止泻消积、清热降火的功效，适用于气血虚损、脾胃虚弱、食欲不振等。

宜忌人群

宜 脾胃虚弱者、女子带下者、小儿疳积者等。

忌 高血压、高脂血症、糖尿病、心脑血管疾病患者等。

搭配宜忌

宜 猪肚+绿豆芽

√ 猪肚与绿豆芽搭配一同食用，可以补虚损、健脾胃、助消化、抗癌防癌。

宜 猪肚+糯米

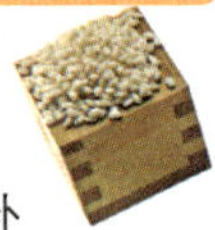

√ 猪肚与糯米同食可起到益气补中、杀虫的功效。

忌 猪肚+豆腐

× 猪肚与豆腐，一温一凉，不利于人体健康，故不宜同食。

鸡蛋

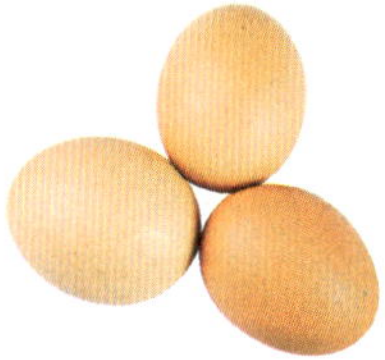

性味归经

性平，味甘，归肺、脾、胃经。

营养成分

B族维生素、蛋白质、DHA、卵磷脂等。

营养功效

鸡蛋具有滋阴养血、清热解毒、健脾和胃、养心安神、除烦宁志、固肾填精、安胎定惊等功效。

宜忌人群

宜 婴幼儿、发育时期的少年。

忌 腹泻、肝炎、肾炎、胆囊炎、冠心病患者。

搭配宜忌

宜 鸡蛋+百合

√ 鸡蛋与百合一同食用，可滋阴润肺、镇静安神、益智健脑、增强体质。

宜 鸡蛋+枸杞子

√ 鸡蛋与枸杞子同食，既可滋阴补肾、健脑明目，又可为人体补充多种营养。

忌 鸡蛋+柑橘

× 鸡蛋富含蛋白质，若与柑橘一同食用，会影响人体对蛋白质的消化和吸收。

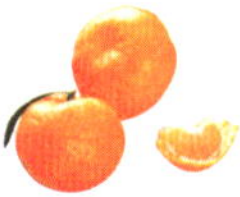

鲈鱼

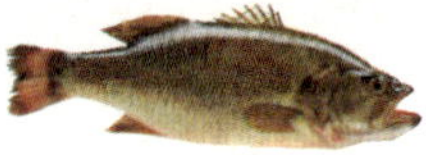

别称

花鲈、寨花、鲈板、四肋鱼。

性味归经

性平，味甘、淡，归肝、脾、胃、肾经。

营养成分

蛋白质、维生素A、B族维生素、钙、镁、锌、硒等。

营养功效

鲈鱼具有补中气、滋阴、开胃、通乳、利小便等功效，特别适宜老人、幼儿、产妇及消化功能不佳者食用。

宜忌人群

宜 贫血头晕者、女性妊娠水肿及胎动不安者。

忌 皮肤病疮肿患者。

搭配宜忌

宜 鲈鱼+胡萝卜

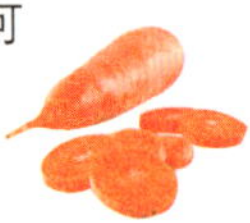

√ 鲈鱼和胡萝卜二者搭配食用，可起到预防皮肤衰老的效果。

忌 鲈鱼+牛肝

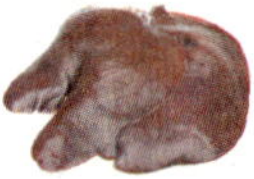

× 鲈鱼与牛肝搭配食用，会产生不良反应，引起身体不适。

带 鱼

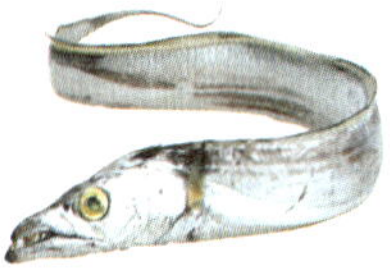

别 称

刀鱼、牙带鱼、秋刀鱼。

性味归经

性温，味甘、咸，归肝、脾、肾经。

营养成分

维生素、蛋白质、DHA（二十二碳六烯酸）等。

营养功效

带鱼性温，味甘，归肝、脾经，具有和中开胃、补虚暖胃、补中益气、润泽肌肤、美容养颜等功效。

宜忌人群

宜 久病体虚、血虚头晕、气短乏力。

忌 湿疹等皮肤病或皮肤过敏者。

搭配宜忌

宜 **带鱼+豆腐**

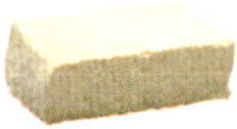

✓ 带鱼可补虚劳，与豆腐同食，有助于人体吸收更全面的营养。

忌 **带鱼+南瓜**

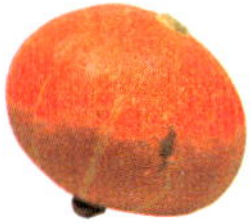

✕ 带鱼与南瓜不宜一同食用，若二者同时食用，容易引起中毒。

鲳 鱼

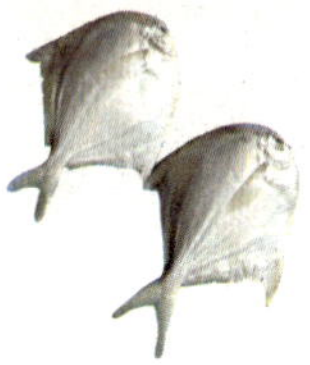

别称

银鲳鱼、镜鱼。

性味归经

性平，味甘，归脾、胃经。

营养成分

蛋白质、镁等。

营养功效

鲳鱼不仅味道鲜美，而且具有很高的药用价值，有益气养血、舒筋通络、健脾养胃等功效。

宜忌人群

宜 体质虚弱，脾胃气虚，营养不良者等。

忌 瘙痒性皮肤病患者等人群。

搭配宜忌

宜 鲳鱼+薏米

√ 鲳鱼有益气养血的功效，与薏米搭配食用，可起到消除疲劳的效果。

忌 鲳鱼+牛油

× 鲳鱼若与牛油搭配食用，影响消化，对人体健康不利。

健康提醒

鲳鱼含有丰富的不饱和脂肪酸，有降低胆固醇的功效；含有丰富的微量元素硒和镁，对冠状动脉硬化等心血管疾病有预防作用。

鳗鱼

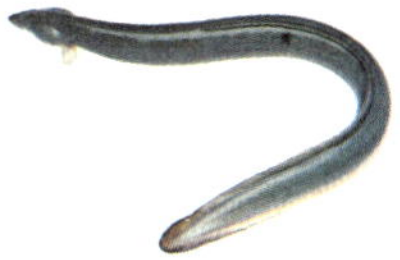

别称

鳗鲡鱼。

性味归经

性平，味甘，归肝、脾、肾经。

营养成分

碳水化合物、蛋白质、脂肪、钙、磷、铁、硒、钠等。

营养功效

鳗鱼有补虚壮阳、祛除风湿、调节血糖、强健筋骨等功效。

宜忌人群

宜 贫血患者、肺结核患者、自主神经紊乱患者、阳痿患者。

忌 风寒感冒发热患者、高血压患者、糖尿病患者、肥胖患者、支气管哮喘患者、皮肤瘙痒患者、红斑狼疮患者。

搭配宜忌

忌 **鳗鱼+牛肝**

✕ 鳗鱼若与牛肝一同食用，会产生一种对人体不利的物质。偶尔食用无妨，经常食用的话会对人体健康造成一定伤害。

忌 **鳗鱼+醋**

✕ 鳗鱼与醋相忌，若二者一同食用，会引起中毒，对人体很不利。若不小心食用后，可以用黑豆、甘草来缓解症状。

海参

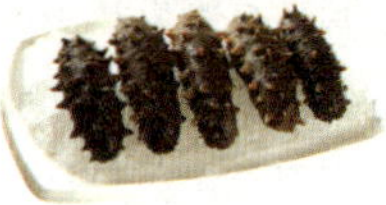

别称

辽参、海男子。

性味归经

性温，味甘、咸，归肝、肾经。

营养成分

蛋白质、B族维生素、钾、锌、精氨酸等。

营养功效

海参具有滋阴、补血、壮阳、润燥、调经、抗衰老、抗凝血、增强免疫力、治疗放射线损伤等功效。

宜忌人群

宜 糖尿病、贫血、高血压、高脂血症患者等。

忌 泻痢、感冒、咳嗽、气喘、脾胃虚弱者等。

搭配宜忌

宜 海参+鸭肉

√ 海参与鸭肉一同食用，有补五气、滋养五脏、祛火、散热的作用。

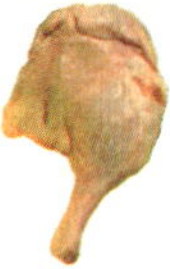

宜 海参+菠菜

√ 二者一同食用能补血补铁、生津润燥，对人体健康有促进作用。

忌 海参+葡萄

× 海参与葡萄一同食用极易引发腹痛、恶心，影响身体健康。

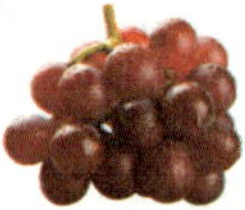

鱿鱼

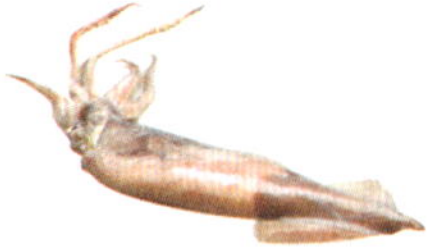

别称

柔鱼、枪乌贼。

性味归经

性平，味甘、咸，归肝、胃经。

营养成分

蛋白质、钙、磷、铁、氨基酸、牛磺酸等。

营养功效

鱿鱼性平，味甘、咸，归肝、胃经，具有补肝止带、补虚润肤、强筋壮骨、滋阴养胃等功效。

宜忌人群

宜 骨质疏松症、生长发育迟缓的青少年、缺铁性贫血者、月经不调的女性、产后头疼者等。

忌 脾胃虚寒者、肝病、荨麻疹、湿疹等患者。

搭配宜忌

宜 鱿鱼+竹笋

√ 鱿鱼与竹笋一同食用，不但可以营养互补，还能提高菜肴的鲜味。

宜 鱿鱼+猪蹄

√ 鱿鱼和猪蹄搭配在一起食用，对人体很有帮助，可起到补气养血的作用。

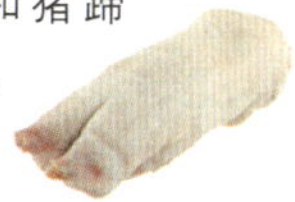

忌 鱿鱼+茶叶

× 食用鱿鱼后不宜立即饮茶，否则会影响人体对蛋白质的吸收和利用。

田 螺

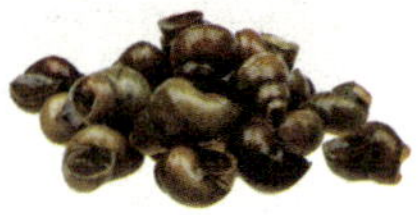

别称

螺蛳、海螺。

性味归经

性寒，味甘、咸，归肝、膀胱、肠、胃经。

营养成分

蛋白质、钙、磷、铁、精氨酸等。

营养功效

田螺肉有滋阴凉血、滋补肝肾、补益调中、益气补虚的功效，可滋养内脏并辅助治疗气虚、贫血、带下等。

宜忌人群

宜 肥胖者、癌症、脂肪肝、心血管疾病患者。

忌 胃寒者、久泄不实者、久溃痈疮不敛者。

搭配宜忌

宜 田螺+车前子

√ 车前子（布包）若与田螺肉同煮，食肉喝汤，可利水通淋、清热祛湿，对膀胱湿热、小便短赤、淋涩不畅等有较好的疗效。

忌 田螺+黑木耳

× 黑木耳若与田螺搭配一同食用，易使人体产生不良反应，对健康极为不利。

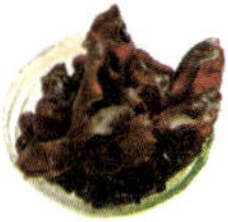

鲤 鱼

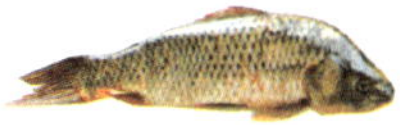

别称

鲤拐子。

性味归经

性平，味甘，归脾、肾经。

营养成分

蛋白质、脂肪、钙、磷、铁等。

营养功效

鲤鱼性平，味甘，归脾、肾经，经常食用鲤鱼可补脾健胃、利水消肿、通乳催乳、清热解毒、止咳下气、健康长寿。

宜忌人群

宜 肾炎水肿、黄疸肝炎、肝硬化腹水、心脏性水肿、脚气水肿、咳喘患者。

忌 淋巴结核、红斑狼疮、支气管哮喘、小儿痄腮、血栓闭塞性脉管炎患者。

搭配宜忌

宜 鲤鱼+冬瓜

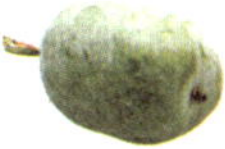

√ 鲤鱼与冬瓜一同食用，是对人体十分有益的滋补佳品。

忌 鲤鱼+咸菜

× 鲤鱼与咸菜同食后，咸菜中的亚硝酸盐与鲤鱼中的蛋白质会形成致癌物。

草鱼

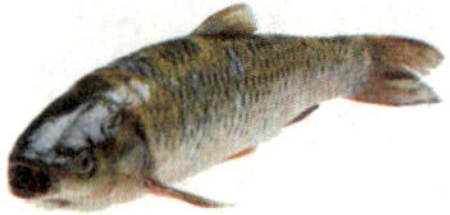

别称

鲩鱼、混子、鲩鱼。

性味归经

性温，味甘，归脾，胃经。

营养成分

饱和脂肪酸、蛋白质、脂肪、B族维生素、钙、铁等。

营养功效

草鱼具有暖胃平肝、降压祛痰、延缓衰老、增强体质之功效，适用于虚劳、肝阳上亢型高血压、头痛等。

宜忌人群

宜 脾胃虚弱及营养不良者、风湿、头疼患者。

忌 患疔肿疮疡患者、经期女性。

搭配宜忌

宜 草鱼+黑木耳

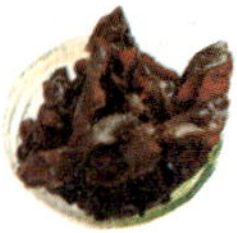

√ 二者同食，可补虚利尿，尤其适合减肥人群和老年体弱者食用。

宜 草鱼+豆腐

√ 二者搭配食用，对于冠心病和脑梗死的预防与改善很有帮助。

宜 草鱼+醋

√ 草鱼入冬后，腹内粪便较少，肌厚肉紧，最适合用醋腌制成酸鱼一同食用。

鲫鱼

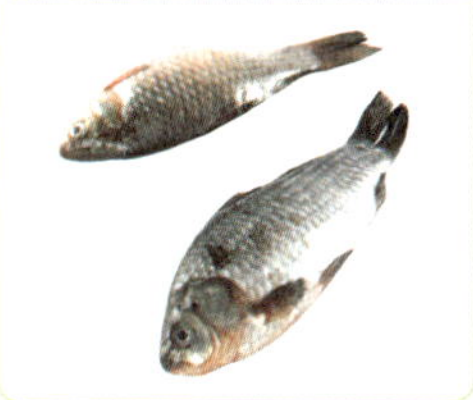

别称

鲋、喜头鱼、童子鲫、鲭。

性味归经

性平，味甘，归脾、胃、大肠经。

营养成分

蛋白质、钙、磷等。

营养功效

鲫鱼药用价值极高，具有补虚和中、除湿利水、补虚羸、温胃健脾、补中益气、解毒、下乳之功效。

宜忌人群

宜 胃寒腹痛、食欲不振、消化不良者，以及中老年人和病后虚弱者。

忌 感冒发热者。

搭配宜忌

宜 鲫鱼+豆腐

√ 鲫鱼与豆腐一同食用，能补充异黄酮，可以有效预防围绝经期综合征（即更年期综合征）。

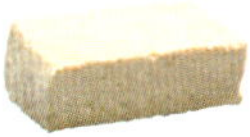

宜 鲫鱼+莼菜

√ 鲫鱼与莼菜同食，有调中和胃、止呕止痛、健脾利水、消炎解毒的作用。

忌 鲫鱼+芥菜

× 鲫鱼性属甘温，与性属辛辣的芥菜同食，容易引发水肿。

青鱼

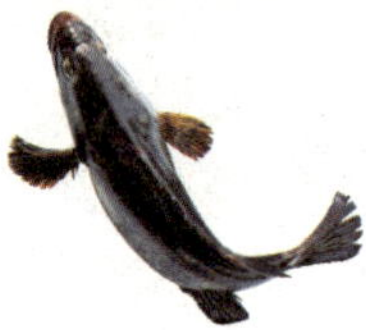

别称

鲭、乌鲭、青鲩、溜子。

性味归经

性平，味甘，归肝、脾、胃经。

营养成分

B族维生素、锌、核酸、硒、碘、钙、铁、镁等。

营养功效

青鱼具有健脾养胃、利水化湿、防癌抗衰、祛风补气等功效。

宜忌人群

宜 高脂血症、高胆固醇血症、动脉硬化者等。

忌 脾胃蕴热者、瘙痒性皮肤病、内热、荨麻疹、癣病者等。

搭配宜忌

宜 青鱼+银耳

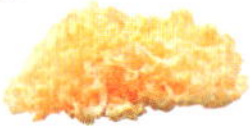

√ 青鱼与银耳一同食用，既能滋补身体，又能改善虚胖体质。

忌 青鱼+荆芥、白术、苍术

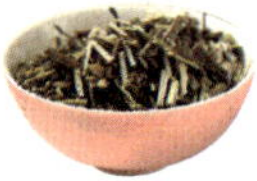

× 在服用荆芥、白术、苍术等中药的同时，不宜再食青鱼。

鲢 鱼

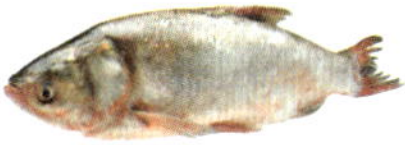

别称

白鲢、连子鱼。

性味归经

性温，味甘，归脾、肺经。

营养成分

蛋白质、胆固醇、脂肪、钙、磷、钾、钠、锌、硒等。

营养功效

鲢鱼有健脾利水、温中益气、通乳化湿等功效。

宜忌人群

宜 营养不良者、肾炎水肿者、小便不利者、肝炎患者。

忌 甲状腺功能亢进患者、感冒发热患者、无名肿痛和瘙痒性皮肤病患者。

搭配宜忌

宜 **鲢鱼+豆腐**

√ 鲢鱼是温中补气、暖胃、润泽肌肤的养生食品，与豆腐同食可补脑、解毒、美容。

忌 **鲢鱼+西红柿**

× 西红柿中的维生素C会对鱼肉里铜的释放产生抑制作用，妨碍人体对营养物质的吸收。

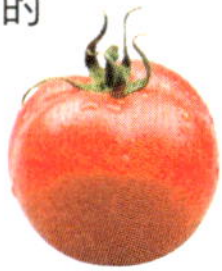

鳝鱼

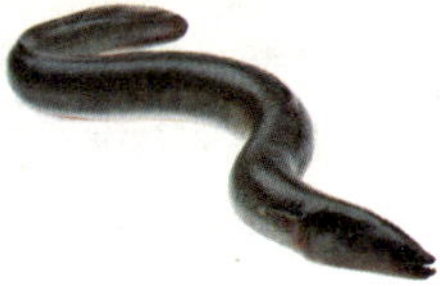

别称

黄蛆、蛆鱼、海蛇、黄鳝。

性味归经

性温，味甘，归肝、脾、肾经。

营养成分

DHA、卵磷脂、维生素B_1、维生素B_2、烟酸等。

营养功效

鳝鱼可补虚损、除风湿、强筋骨，还具有调节血糖的功效。

宜忌人群

宜 身体虚弱、气血不足、营养不良者及糖尿病患者。

忌 瘙痒性皮肤病、支气管哮喘、淋巴结核患者。

搭配宜忌

宜 鳝鱼+木瓜

√ 把鳝鱼和木瓜放在一起烹调，能促使人体吸收更多、更全面的营养。

宜 鳝鱼+金针菇

√ 金针菇与鳝鱼一同食用，可起到补中益血、滋养身体的功效。

忌 鳝鱼+葡萄

× 葡萄中含有的鞣酸可以与鳝鱼中的钙结合，生成一种不易消化的物质。

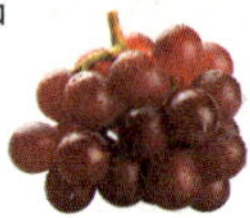

泥鳅

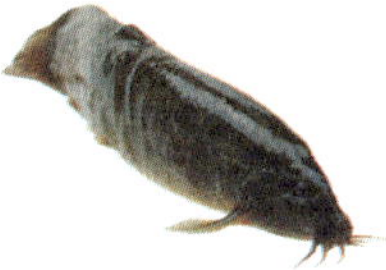

别称

鱼鳅。

性味归经

性平，味甘，归脾经。

营养成分

蛋白质、维生素B_1、烟酸、钾、钙、磷、硒、铁等。

营养功效

泥鳅有补中益气、祛邪除湿、养肾生精、祛毒除痔、消渴利尿、保肝护肝之功效。

宜忌人群

宜 心脑血管、高血压疾病的老年患者等。

忌 阴虚火盛者等。

搭配宜忌

宜 泥鳅+豆腐

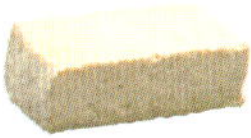

√ 泥鳅与豆腐搭配食用，可大大加强泥鳅和豆腐对人体的补益功效，有益身体健康。

宜 泥鳅+黑木耳

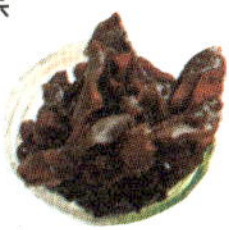

√ 泥鳅与黑木耳一同食用，可起到补气养血、健体强身的功效。

忌 泥鳅+黄瓜

× 泥鳅若与黄瓜一同食用，会不利于营养物质的消化和吸收。

甲鱼

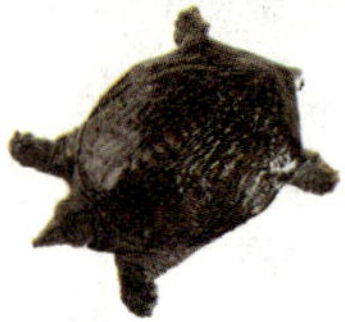

别称

水鱼、团鱼、鼋鱼。

性味归经

性平，味甘，归肝经。

营养成分

角蛋白、动物胶、铜、维生素D等。

营养功效

甲鱼具有滋阴凉血、滋补肝肾、补益调中、益气补虚等功效，是比较珍贵的补品。

宜忌人群

宜 肝脾大及月经闭止、肾精亏虚、遗精、头晕患者。

忌 肝炎患者、孕妇及产后泄泻者。

搭配宜忌

宜 甲鱼+冬瓜

√ 甲鱼与冬瓜搭配一同食用，有润肤、明目、利湿的功效。

宜 甲鱼+羊肉

√ 甲鱼与羊肉同食，可起到滋阴补血、补肾壮阳的作用。

宜 甲鱼+枸杞子

√ 甲鱼与枸杞子搭配一同食用，具有补肾强精、延年益寿的功效。

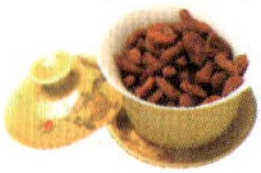

宜 甲鱼+山药

√ 甲鱼富含蛋白质，山

药含有某种活性成分，二者同食有利于蛋白质的吸收。

忌 甲鱼+莲子

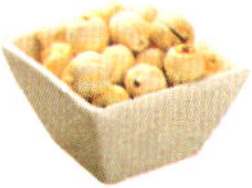

✕ 甲鱼不宜与莲子一同食用，若同食则易引起中毒，对身体不利。

忌 甲鱼+鸡蛋

✕ 甲鱼不宜与鸭蛋搭配食用，若同食会伤人元气，对身体不利。

选购·烹调·储藏宜忌

◎优质甲鱼腹部和背部光洁明亮，肉肥厚，裙厚且向上翘，体外无伤病痕迹。另外，仰翻在地，头腿活动灵活，能很快翻回来的质量较好。

◎杀甲鱼时，宜将胆囊从其内脏中拣出，取出胆汁。待甲鱼洗净后，在胆汁中加些水，涂抹在甲鱼全身，稍放片刻用清水漂洗干净。这样处理后的甲鱼，再烹制时就没有腥味了。

◎甲鱼以清蒸为佳。

◎食甲鱼择季节，冬季的甲鱼肥，为最佳食用季节；春秋季也可，质稍次；而夏季的甲鱼俗称“蚊子甲鱼”，一般不好吃。

◎忌食用死甲鱼。因死甲鱼中所含的组氨酸会在脱羧酶和细菌的作用下被分解，生成有毒的组胺，会让人中毒；同时死后其胃肠内的病菌也会迅速繁殖并扩散至全身，人吃后会致病。

虾

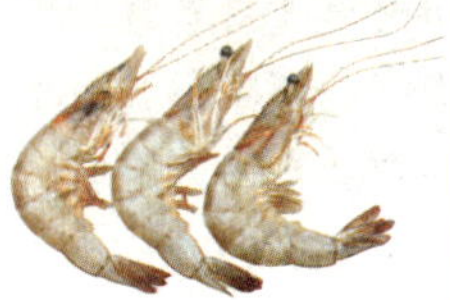

别称

长须公、虎头公。

性味归经

性微温，味甘，归肝、肾经。

营养成分

蛋白质、钙、磷、铁、锌、牛磺酸等。

营养功效

虾有补肾壮阳、通乳抗毒、养血固精、化瘀解毒、益气滋阴、通络止痛等功效。

宜忌人群

宜 中老年人及肾虚阳痿者、腰腿无力者、小腿抽筋者。

忌 哮喘病及过敏性体质者，如过敏性鼻炎、支气管炎、反复发作性过敏性皮炎患者。

搭配宜忌

宜 虾+大蒜

✓ 虾与葱同食能起到益气、下乳的作用，适用于产后缺乳的女性。

宜 虾+豆苗

✓ 虾与豆苗一同食用，对体质阴寒、低血压等均有良好的食疗效果。

忌 虾+黄瓜

✕ 虾若与黄瓜一同食用，有可能会引发腹泻，对身体

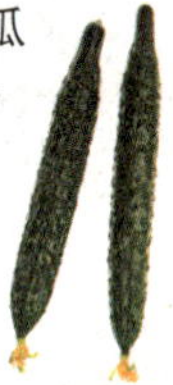

健康不利。

忌 虾+山楂

✕ 二者同食，山楂中的鞣酸与虾中的蛋白质易结合成不易消化的沉淀物，降低二者的营养价值。

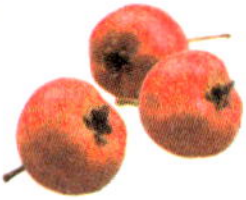

忌 虾+苦瓜

✕ 苦瓜含维生素C，虾中的五价砷遇到足够量的维生素C会被还原为三价砷，三价砷有毒，故不宜搭配食用。

忌 虾+青椒

✕ 虾与青椒一同食用，不但会降低虾的营养价值，而且可能会中毒。

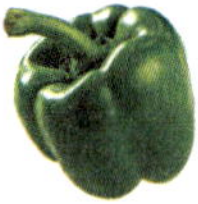

—选购·烹调·储藏宜忌—

◎虾买回后最好当天食用完，若要保存，可将虾洗净后，装进保鲜袋再放入冰箱冷冻，时间最好不要超过3天。

◎清洗虾时，宜先用流动的水冲，然后再泡入水中，用指腹将虾身搓洗干净，并挑除其背部的虾线。

◎食用小虾时，小虾不宜弃头及外壳。小虾的虾头及虾壳营养丰富，含有较多的钙及其他微量元素。龙虾一般要弃头与外壳。

◎不宜食用生虾。虾是肺吸虫的中间宿主，若食生虾或者食用未煮熟的虾，囊蚴会在体内发育成幼虫，最后在肺内发育为成虫，容易致吸虫病。

螃蟹

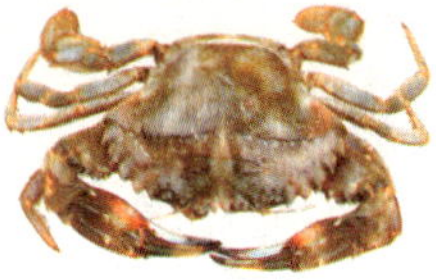

别称

河蟹、毛蟹。

性味归经

性寒，味咸，归肝经。

营养成分

蛋白质、锌等。

营养功效

螃蟹有清热解毒、补骨添髓、养筋续骨、活血祛痰、利肢节、滋肝阴、充胃液之功效。

宜忌人群

宜 瘀血、黄疸、腰腿酸痛和风湿性关节炎患者。

忌 冠心病、高血压、动脉硬化、高脂血症、伤风、胃痛、腹泻患者及体质过敏者。

搭配宜忌

宜 螃蟹+姜

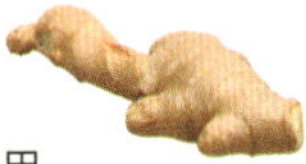

√ 螃蟹与姜搭配一同食用，可清热毒，有利于促进人体对营养物质的消化和吸收。

宜 螃蟹+蒜

√ 螃蟹与蒜一同食用，可养精、益气、解毒，对人体有益。

忌 螃蟹+柿子

× 螃蟹与柿子同食易伤肠胃，不宜同食。

蛤蜊

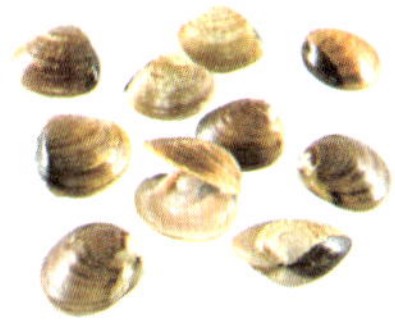

别称

黄蛤、文蛤、花蛤。

性味归经

性平，味咸，归肝、胃、膀胱经。

营养成分

蛋白质、碳水化合物、铁、钙、碘、氨基酸、牛磺酸等。

营养功效

蛤蜊具有利尿、滋阴、化痰、软坚散结之功效，适用于痔疮、水肿、痰积等。

宜忌人群

宜 甲状腺肿大、支气管炎患者。

忌 阳虚体质及脾胃虚寒腹痛者。

搭配宜忌

宜 蛤蜊+豆腐

√ 蛤蜊有滋阴润燥的作用；豆腐可清热解毒。二者同食可补血养阴、祛斑美白。

宜 蛤蜊+甜椒

√ 二者均营养丰富，若搭配一同食用，有美容瘦身的效果。

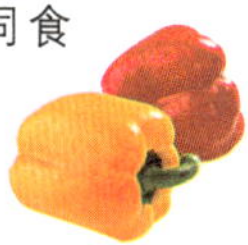

忌 蛤蜊+田螺

× 二者都属寒性食物，同食易对肠胃产生刺激，导致腹胀、腹痛及腹泻。

海带

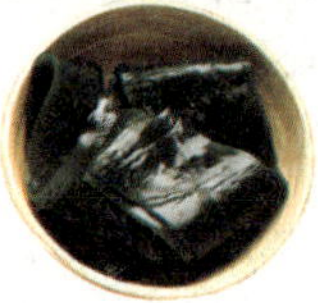

别称

昆布、海带菜、江白菜、海带草、海草。

性味归经

性寒，味咸，归肝、胃、肾经。

营养成分

碘、岩藻多糖、褐藻酸、钙、铁等。

营养功效

经常食用海带可以调节内分泌，消除乳腺增生，预防放射性疾病，还具有护发养发等功效。

宜忌人群

宜 甲状腺肿大、高血压、高脂血症、冠心病、糖尿病、动脉粥样硬化患者。

忌 脾胃虚寒者及甲亢患者。

搭配宜忌

宜 海带+豆腐

✓ 豆腐与海带一同食用，可补充人体损失的碘，维持机体碘元素的平衡。

宜 海带+紫菜

✓ 二者搭配食用，对地方性甲状腺肿大、夜盲症等均有食疗效果。

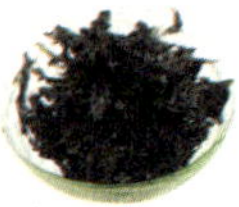

宜 海带+排骨

✓ 海带与排骨搭配食用，不仅营养丰富，而且能增强人体体质。

宜 海带+菠菜

√ 二者磷、钙比例适当，搭配食用，有益人体健康。

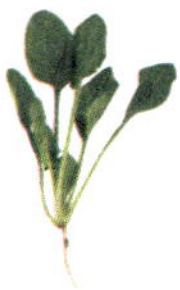

忌 海带+白酒

× 海带如果与白酒一起食用，易引起消化不良，影响肠胃正常功能。

忌 海带+茶

× 吃完海带后不能立即喝茶，因为茶会阻碍铁的吸收，还易导致肠胃不适。

—选购·烹调·储藏宜忌—

◎海带食用前，宜先用清水浸泡2～3小时，中间需换2次水，以免有害物质附着在海带上，对人体健康造成伤害。

◎如果是要熬煮海带汤，应挑选肉厚、颜色乌黑的海带。

◎海带食用方法很多，可煮汤和拌菜，也可炖菜食用。

◎海带不宜在水中浸泡过久。其所含有的甘露醇及其他矿物质和维生素，大部分附着在表面的白粉中，若将海带在水中浸泡半小时，就会有85%以上的甘露醇溶解在水中，营养成分会大受损失。

◎吃海带后不要马上喝茶，也不要立刻吃酸涩的水果，否则有可能导致肠胃不适。

水果类

西瓜

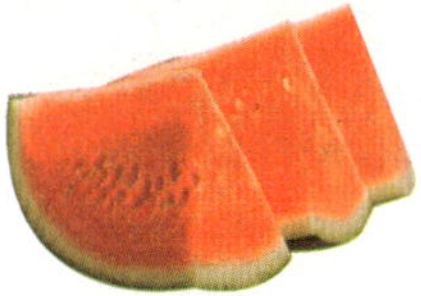

别称

寒瓜、夏瓜、水瓜。

性味归经

性寒，味甘，归心、胃、膀胱经。

营养成分

碳水化合物、钾、瓜氨酸等。

营养功效

《本经逢源》记载，西瓜能引心包之热，从小肠、膀胱下泻，能解太阳、阳明中暍及热病大渴。

宜忌人群

宜 高血压、水肿、胆囊炎、口疮患者。

忌 胃寒、腹泻、血压低者及经期女性。

搭配宜忌

宜 西瓜+薄荷

√ 薄荷能提神醒脑、镇定情绪，搭配西瓜食用，可解渴、振奋精神。

宜 西瓜+绿茶

√ 西瓜与绿茶一起搭配食用，可起到醒脑、提神、镇静之功效。

忌 西瓜+羊肉

× 西瓜性寒，羊肉性温热，二者若同食，不仅大大降低了羊肉的温补作用，而且有损脾胃。

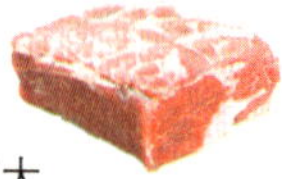

苹果

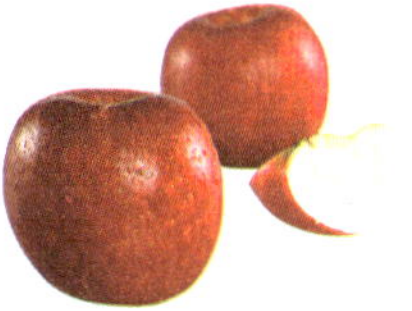

别称

柰、滔婆。

性味归经

性凉，味甘、微酸，归脾、胃、肺经。

营养成分

膳食纤维、有机酸、类黄酮等。

营养功效

苹果含有丰富的果胶，有保护肠壁、活化肠内有益细菌、调整胃肠、消除便秘、稳定血糖等作用。

宜忌人群

宜 脾胃虚弱、腹泻者及胃炎、结肠炎、高血压患者。

忌 胃寒者、肾炎患者。

搭配宜忌

宜 苹果+黄鱼

√ 黄鱼有开胃益气、安神之功效，同苹果搭配一同食用，可改善不良情绪。

宜 苹果+鲫鱼

√ 鲫鱼中氨基酸含量很高，与苹果同食，可预防心脑血管疾病。

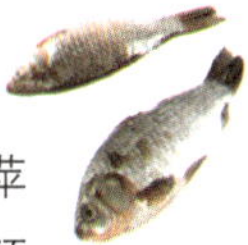

忌 苹果+鹅肉

× 鹅肉与苹果同食，会降低鹅肉的营养价值，所以二者不宜同食。

柑 橘

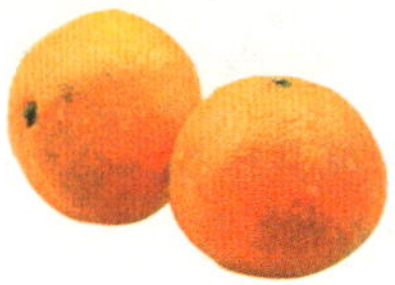

别称

橘子、蜜橘。

性味归经

性温，味甘、酸，归肺、胃经。

营养成分

维生素C及柠檬酸等。

营养功效

柑橘具有生津、止渴、润肺等功效，可用于肺热咳嗽、胃肠燥热、腹部不适、小便不利等。

宜忌人群

宜 消化不良、咳嗽、高血压、气管炎、冠心病、脑血管疾病患者。

忌 胃溃疡、风寒咳嗽、泌尿系统结石患者。

搭配宜忌

宜 柑橘+冰糖

√ 柑橘中含有较为丰富的维生素C，与冰糖同食更有利于人体吸收。

宜 柑橘+虾

√ 二者搭配同食，可促进人体对维生素的吸收，有利于人体健康。

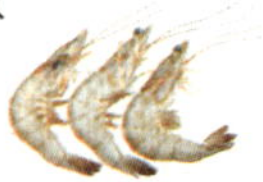

忌 柑橘+牛奶

× 二者同食，易使人腹胀、腹泻、腹痛，故二者要间隔一段时间食用。

柠檬

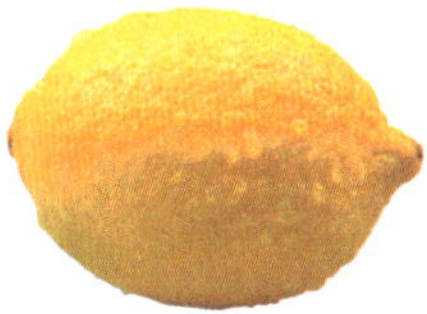

别称

异母果。

性味归经

性微温，味极酸，归胃、肝、肺经。

营养成分

碳水化合物、钙、磷、铁、维生素B_1、维生素B_2、维生素C等。

营养功效

常食柠檬可预防感冒，还具有清热化痰、抗菌消炎、安胎止呕、防癌抗癌等功效。

宜忌人群

宜 高血压、肾结石、心脑血管疾病患者。

忌 溃疡患者、胃酸过多者及痰多气弱者。

搭配宜忌

宜 柠檬+蜂蜜

✓ 柠檬与蜂蜜搭配一同食用，具有清热解毒、排毒养颜的功效。

宜 柠檬+鸡肉

✓ 柠檬的清香搭配鸡肉的香味令人食欲大振，二者一同食用，有开胃功效。

忌 柠檬+白萝卜

✗ 柠檬和白萝卜虽然同属很有营养的食物，但二者同食，会产生不良反应。

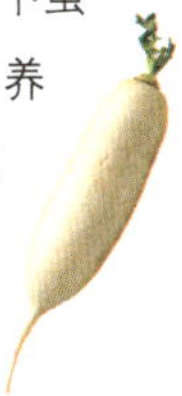

菠萝

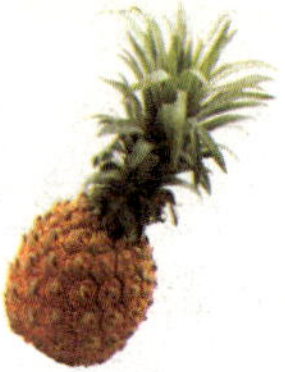

别称

凤梨。

性味归经

性平，味甘、微涩，归脾、胃经。

营养成分

果糖、葡萄糖、柠檬酸、蛋白酶等。

营养功效

菠萝有清热解暑、生津止渴的功效。菠萝所含的蛋白酶能有效分解食物中的蛋白质，增加肠胃蠕动，清理肠胃。

宜忌人群

宜 腹泻、食欲不振、消化不良者。

忌 湿疹、发热、疥疮、凝血功能障碍者。

搭配宜忌

宜 菠萝+冰糖

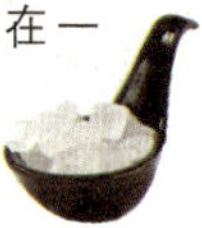

√ 二者搭配在一起食用，可发挥最佳效果，具有生津止咳、醒酒开胃的作用。

宜 菠萝+猪肉

√ 菠萝中的菠萝蛋白酶可以分解猪肉中蛋白质，促进消化。

忌 菠萝+牛奶

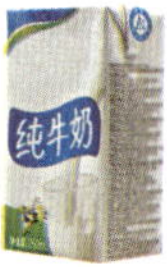

× 菠萝中的果酸会使牛奶中的蛋白质凝固，从而影响蛋白质的消化吸收。

猕猴桃

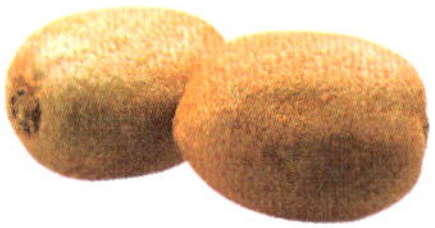

别称

藤梨、奇异果。

性味归经

性寒，味甘、酸，归肾、膀胱经。

营养成分

维生素C、膳食纤维、碳水化合物、钾、氨基酸等。

营养功效

猕猴桃含有血清促进素，具有稳定情绪、平静心情的功效，其所含的天然肌醇，也有健脑益智作用。

宜忌人群

宜 高脂血症、高血压、冠心病、脑梗死患者。

忌 脾胃功能较弱者、经期女性、慢性胃炎患者。

搭配宜忌

宜 猕猴桃+燕麦

√ 二者同食，燕麦可补充猕猴桃所缺乏的维生素B_6，营养更丰富。

宜 猕猴桃+酸奶

√ 猕猴桃与酸奶一起食用有助于肠内益生菌的生长，可以预防和缓解便秘。

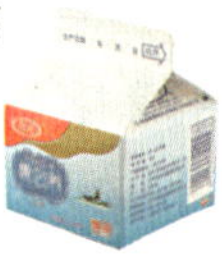

忌 猕猴桃+胡萝卜

× 二者若同食，猕猴桃中所含的维生素C会被破坏，降低其营养价值。

荔 枝

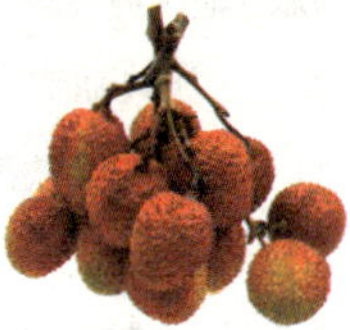

别称

离支、丹荔。

性味归经

性微温，味甘、微酸，归脾、胃、肝经。

营养成分

膳食纤维、苦瓜苷、钾等。

营养功效

荔枝除了具有补养大脑、祛斑美容的功效外，还可消肿解毒、止血止痛、降低血糖、增强人体免疫力。

宜忌人群

宜 产妇、老年人、体质虚弱者及贫血、胃寒、口臭者。

忌 咽喉干燥、牙龈肿痛、鼻出血者及阴虚火旺者。

搭配宜忌

宜 荔枝+白酒

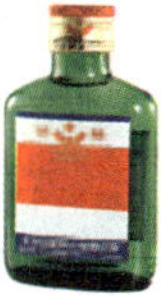

√ 荔枝含有多种营养物质，与白酒同食可以健脾开胃，缓解胃脘胀痛。

忌 荔枝+胡萝卜

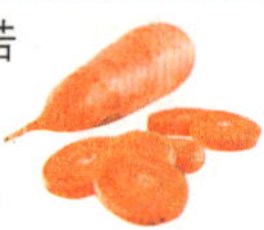

× 二者若同食，胡萝卜中含有的维生素C分解酶会破坏荔枝中的维生素C。

香蕉

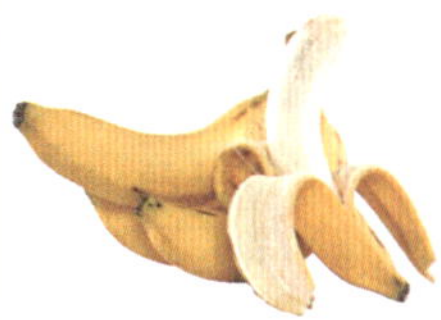

别称

甘蕉、蕉果、蕉子。

性味归经

性寒，味甘，归肺、胃、大肠经。

营养成分

碳水化合物、钾、镁、磷等。

营养功效

香蕉能够降低血压、缓解肌肉痉挛、保护血管。香蕉还具有消除疲劳、缓解紧张、提神醒脑的功效。

宜忌人群

宜 胃溃疡、高血压、便秘、冠心病、动脉硬化患者。

忌 胃酸过多者、腹泻者、急慢性肾炎及肾功能不全患者。

搭配宜忌

宜 香蕉+冰糖

√ 二者放在一起煮汤，饮汤，可有效缓解风火牙痛，还可润肠、通便泻热。

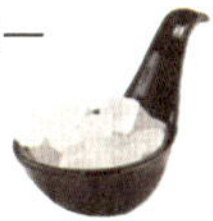

忌 香蕉+菠萝

× 二者含钾量都很高，若大量同食，会使血钾浓度增加，不利于健康。

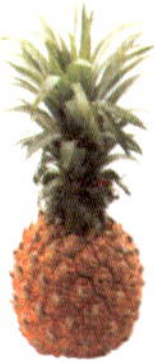

梨

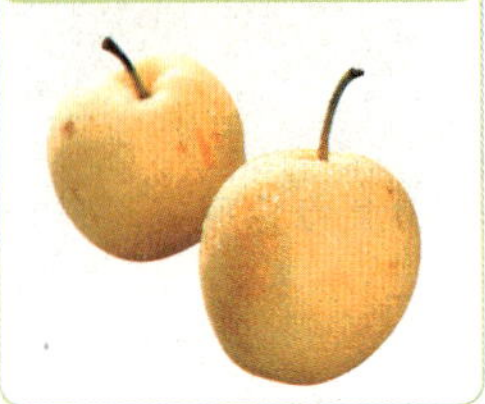

别称

快果、玉乳。

性味归经

性凉，味甘、微酸，归肺、胃经。

营养成分

维生素、水分等。

营养功效

梨有生津除燥、清热止咳、润肺凉心、消痰降火、润肠通便、解酒毒及消疮毒等功效。

宜忌人群

宜 心脏病、肝炎、支气管炎、高血压患者。

忌 腹泻、胃寒者。

搭配宜忌

宜 梨+冰糖

√ 梨性凉，可润肺生津；冰糖有滋润作用。二者一同食用可以润肺解毒。

宜 梨+核桃仁

√ 核桃仁与清热解毒、生津润肺的梨同食，对百日咳有很好的疗效。

宜 梨+蜂蜜

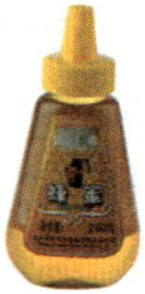

√ 梨与蜂蜜一同食用，能清肺降火、止咳化痰、润燥生津、除烦解渴。

忌 梨+芥菜

× 梨性凉，芥菜富含膳食纤维。二者同食不易消化，容易使人呕吐。

草莓

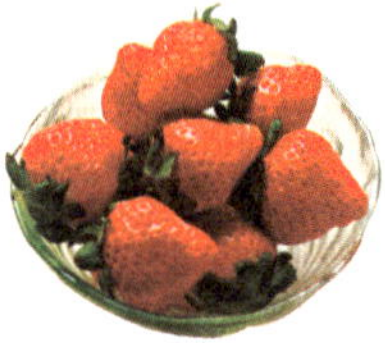

别称

洋莓、地莓、地果、红莓、士多啤梨。

性味归经

性凉，味甘、酸，归脾、胃、肺经。

营养成分

维生素C、铁、葡萄糖、果糖、柠檬酸、苹果酸、胡萝卜素等。

营养功效

草莓有生津润肺、健脾和胃、解酒利尿、补血等功效。另外，草莓还含有较多的胡萝卜素，具有养肝明目之功效。

宜忌人群

宜 口渴、虚痨骨蒸、肝病腹水者。

忌 尿路结石、腹泻者。

搭配宜忌

宜 草莓+山楂

✓ 草莓可润肺健脾，其营养同山楂相似。二者同食，有消食减肥之功效。

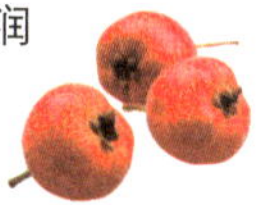

宜 草莓+红糖

✓ 草莓与红糖同食，有泻热止咳、利咽润肺、解毒防癌等功效。

忌 草莓+动物肝脏

× 二者同食，会使草莓中的维生素C被分解，导致营养价值降低。

李子

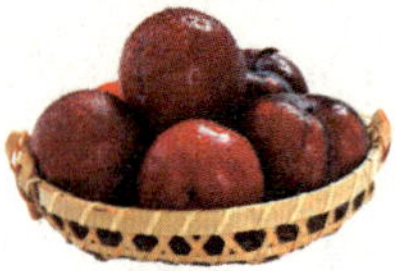

别称

嘉庆子、玉皇李、山李子。

性味归经

性平，味甘、酸，归肝、肾、胃经。

营养成分

碳水化合物、维生素、果酸、氨基酸等。

营养功效

李子能促进胃酸和胃消化酶的分泌，有增加肠胃蠕动的作用，能促进消化，增加食欲。

宜忌人群

宜 发热、口渴、虚劳骨蒸者。

忌 脾虚痰湿者、肾病者。

搭配宜忌

宜 李子+冰糖

√ 将熟透的李子与冰糖一起炖，有润喉开音的作用，适宜教师、演员食用。

宜 李子+红糖

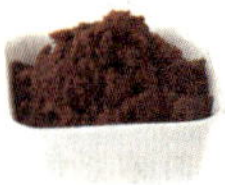

√ 李子与红糖一起食用，用水煎煮，含漱，适用于女性赤白带下。

忌 李子+蜂蜜

× 李子和蜂蜜搭配食用，易使蜂蜜中的维生素C被氧化而降低其营养价值。

柿子

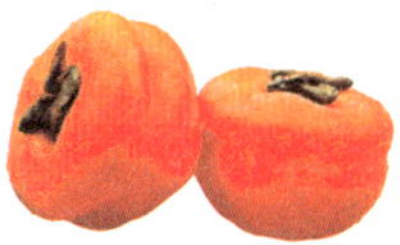

别称

米果、猴枣。

性味归经

性寒，味甘、涩，归肺、心、大肠经。

营养成分

维生素C、碘等。

营养功效

柿子有清热去燥、润肺化痰、软坚、止渴生津、健脾、止血等功效，适用于大便干结、干咳等。

宜忌人群

宜 慢性支气管炎、高血压患者等。

忌 糖尿病患者、胃功能低下者等。

搭配宜忌

宜 柿子+黑豆

√ 黑豆有补肾强身、活血利水的功效，与柿子搭配食用，滋补作用更佳。

宜 柿子+蜂蜜

√ 柿子富含果胶，有良好的润肠通便作用，与蜂蜜一同食用通便效果更佳。

忌 柿子+海带

× 二者同食，海带中的钙离子可与柿子中的鞣酸结合，易致胃肠不适。

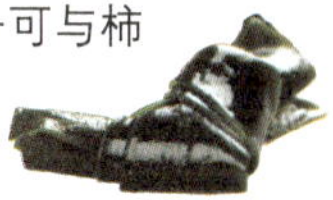

桃

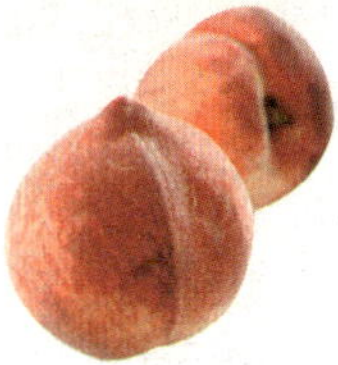

别称

肺果。

性味归经

性温，味甘、酸，归肝、大肠经。

营养成分

维生素、果酸、钙、磷等。

营养功效

药王孙思邈称桃为“肺之果，肺病宜食之”。此外，桃的含铁量较高，是缺铁性贫血患者的理想食物。

宜忌人群

宜 低血糖者、缺铁性贫血者。

忌 肠胃不佳者。

搭配宜忌

宜 桃+牛奶

√ 桃与牛奶同食，能为人体提供丰富营养，并有清凉解渴的作用。

宜 桃+酸奶

√ 桃含有多种维生素及矿物质，如与酸奶一同食用，营养更全面。

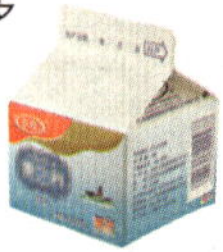

忌 桃+甲鱼

× 甲鱼不好消化，桃子易导致胀气。二者同食，身体容易感到不适。

忌 桃+螃蟹

× 桃与螃蟹搭配同食易引发腹痛、腹泻等。

芒果

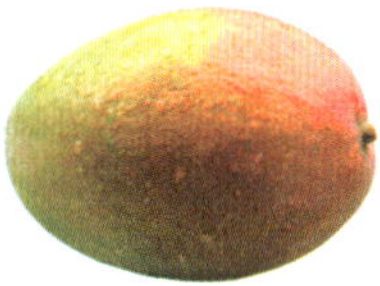

别称

檬果、蜜望子。

性味归经

性凉，味甘、酸，归胃经。

营养成分

蛋白质、维生素A、维生素C、钙、镁、钾等。

营养功效

芒果有益胃止呕、止晕止渴、通经利尿等功效。未成熟的芒果有一定的抗菌消炎作用。

宜忌人群

宜 便秘、高血压、动脉硬化患者。

忌 过敏体质者、糖尿病患者。

搭配宜忌

宜 芒果+鸡肉

√ 芒果烧鸡肉，有补脾胃、益气血的功效，尤其适合脾胃虚弱者食用。

宜 芒果+牛奶

√ 芒果有延缓衰老的功效，与牛奶搭配食用，美容效果更好。

忌 芒果+动物肝脏

× 动物肝脏中的铜、铁离子能破坏芒果中的维生素C，故二者不宜同食。

忌 芒果+辛辣食品

× 芒果与大蒜、辣椒等辛辣食品同食，容易导致腹泻，故不宜同食。

葡萄

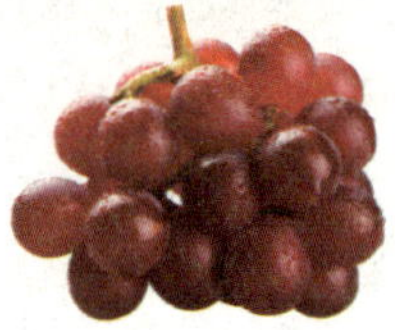

别称

蒲桃、草龙珠、山葫芦。

性味归经

性平，味甘、酸，归肺、脾、肾经。

营养成分

葡萄糖、果糖、有机酸等。

营养功效

中医学认为，葡萄具有补肝肾、益气血、延缓衰老、补血开胃、生津液和利小便之功效。

宜忌人群

宜 肝病、肾炎、高血压、水肿、贫血患者。

忌 糖尿病患者、急性炎症患者。

搭配宜忌

宜 葡萄+蜂蜜

√ 葡萄汁加蜂蜜冲饮，可除烦止渴，能减轻咽干津少、热病烦渴等。

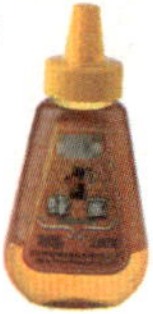

宜 葡萄+枸杞子

√ 枸杞子中含有多种维生素，与葡萄同食，营养更全面。

忌 葡萄+人参

× 葡萄与人参搭配食用，易导致腹泻等不适症状。

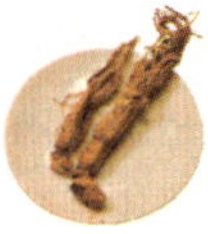

樱桃

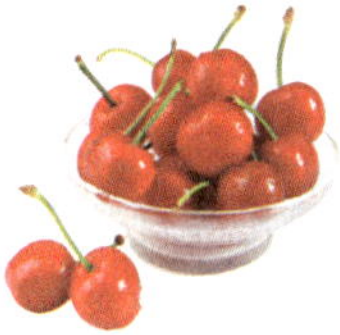

别称

莺桃、朱樱、含桃、车厘子。

性味归经

性温，味甘、微酸，归脾、肝经。

营养成分

维生素A、铁等。

营养功效

樱桃含铁量较高，常食樱桃可促进血红蛋白再生，防治缺铁性贫血，还可增强体质、健脑益智。

宜忌人群

宜 贫血患者、慢性咽炎患者、咳嗽者、食欲欠佳者、风湿病患者、疝气患者、烧伤患者、癌症患者。

忌 热病者、虚热咳嗽者等。

搭配宜忌

宜 樱桃+哈密瓜

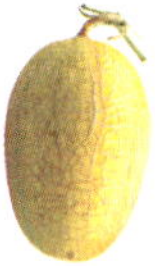

√ 樱桃与哈密瓜同食，可使人脸色红润，还可以增强体力、预防贫血。

忌 樱桃+生黄瓜

× 生黄瓜中的维生素C分解酶可破坏樱桃中的维生素C，所以二者不宜一同食用。

杨梅

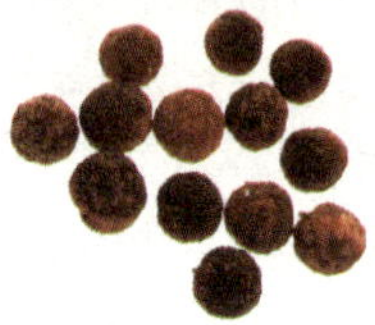

别称

龙睛、朱红、树梅、山杨梅。

性味归经

性温，味甘、酸，归肺、胃经。

营养成分

纤维素、无机盐、果胶、钙、磷、铁等。

营养功效

杨梅有生津止渴、和胃消食、行气止痛、解毒等功效；含铁量丰富对缺铁性贫血有食疗作用。

宜忌人群

宜 中老年人、肠炎患者、胃病者、烫伤者。

忌 胃酸多者、溃疡病患者、糖尿病患者。

搭配宜忌

宜 杨梅+白糖

√ 白糖中的甜味能“中和”杨梅的酸味，二者若发酵成酒，口感极佳。

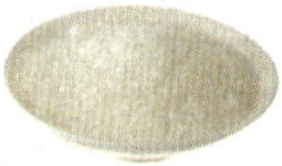

宜 杨梅+荸荠

√ 荸荠不但营养丰富且具有极高的药用价值。二者同食，更有益于身体健康。

忌 杨梅+白萝卜

× 杨梅与白萝卜同食，会诱发甲状腺肿大。

山楂

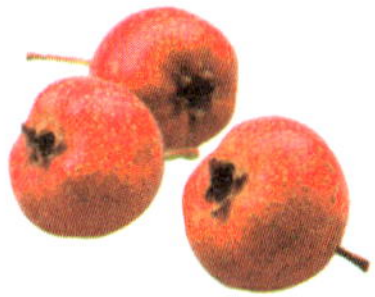

别称

红果、山里红。

性味归经

性微温，味甘、酸，归肝、脾、胃经。

营养成分

维生素C、胡萝卜素、蛋白质、苹果酸等。

营养功效

中医学认为，山楂具有消积化滞、收敛止痢、活血化瘀等功效，可改善饮食积滞、胸膈痞满、疝气血瘀等。

宜忌人群

宜 冠心病、高血压、高血脂等患者。

忌 脾胃虚弱者、胃肠功能不佳者、有蛀牙者。

搭配宜忌

宜 山楂+蜂蜜

√ 山楂与蜂蜜搭配一同食用，可为人体提供丰富的营养，对小儿伤食有食疗作用。

宜 山楂+红糖

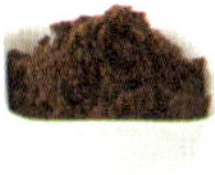

√ 山楂富含多种营养，与红糖搭配食用，可活血化瘀，改善闭经。

忌 山楂+猪肝

× 山楂中所含的维生素C易被猪肝中的金属铁、铜等离子破坏，因此不宜同食。

干果类

板栗

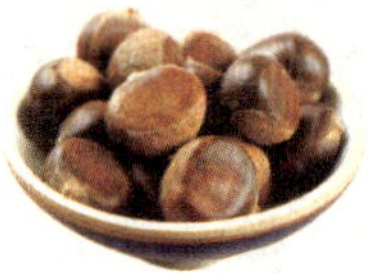

别称

栗子、棋子、栗果、毛栗。

性味归经

性温，味甘、平，归脾、胃、肾经。

营养成分

蛋白质、不饱和脂肪酸、B族维生素等。

营养功效

板栗性温，味甘，具有养胃健脾、补肾强筋、活血止血等功效。

宜忌人群

宜 冠心病、动脉硬化、骨质疏松及肾虚、大便溏泻等患者。

忌 脾胃虚弱所致的消化不良及风湿病患者。

搭配宜忌

宜 板栗+白菜

√ 二者同食，有美容效果，可有效消除黑眼圈和面部黑斑。

宜 板栗+玉米

√ 板栗与富含膳食纤维的玉米一起食用，可促进胃肠蠕动，有助消化。

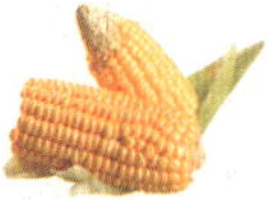

忌 板栗+羊肉

× 二者都不易消化，同炖共炒都不适合，甚至可能引起呕吐等。

莲子

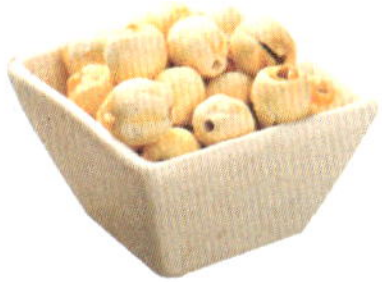

别称

藕莲、莲蓬子、莲肉、莲米。

性味归经

性平，味甘、涩，归脾、肾、心经。

营养成分

蛋白质、脂肪、碳水化合物、钙等。

营养功效

莲子是常见的滋补品，具有益心补肾、健脾止泻、固精安神、镇静滋养等功效。

宜忌人群

宜 心律不齐、遗精频繁或滑精者，以及久病、产后或老年体虚者。

忌 中满痞胀者、大便燥结者。

搭配宜忌

宜 莲子+红薯

√ 红薯、莲子做成粥，适宜大便干燥、习惯性便秘者食用。

宜 莲子+鸭肉

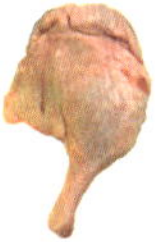

√ 莲子与鸭肉同食，可为人体提供丰富的营养，不仅能补肾健脾，还可滋阴补阳。

忌 莲子+牛奶

× 牛奶与莲子搭配一同食用，易加重便秘等症。

核桃

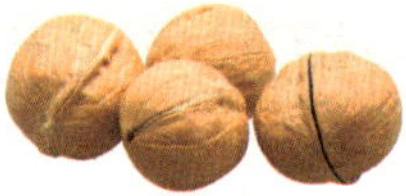

别称

胡桃、羌桃。

性味归经

性温，味甘，归肺、肾、大肠经。

营养成分

亚油酸、磷脂、维生素E、锌、锰、铬等。

营养功效

中医学认为，核桃有补血益精、温肺润肠、止咳化痰、健脑益智、利小便等功效。

宜忌人群

宜 老年人及高脂血症、心肌功能不全患者。

忌 凡是痰火内盛引起的痰黄、鼻出血及大便稀薄者。

搭配宜忌

宜 核桃+鳝鱼

√ 鳝鱼肉中含有的黄鳝鱼素，有调节血糖的作用，与核桃一同食用效果更佳。

宜 核桃+荔枝

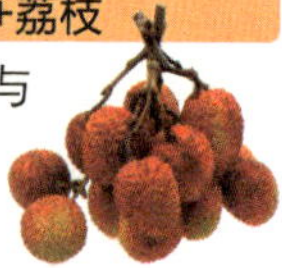

√ 核桃与荔枝一同食用、多食，易使咽喉疼痛、牙龈肿痛。

忌 核桃+酒

× 核桃与酒一起食用，容易引起上火，因此二者不宜同食。

松子

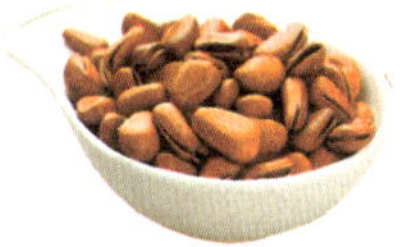

别称

罗松子、海松子、红松果、松仁。

性味归经

性温，味甘，归肺、肝、大肠经。

营养成分

维生素E、亚油酸、亚麻油酸等。

营养功效

松子具有强身和血、滋润皮肤、延年益寿、补肾益气、养血润肠、润肺止咳等功效。

宜忌人群

宜 学生、脑力劳动者及老年人。

忌 脾虚便溏、肾亏遗精、湿痰甚者及胆功能严重不良者。

搭配宜忌

宜 松子+红枣

√ 松子是养颜、益寿的绝佳食品，与红枣一同食，效果会更加明显。

宜 松子+芒果

√ 松子与芒果同食，有助于防衰老、降低癌症发生率。

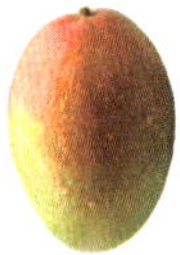

忌 松子+黄豆

× 松子与黄豆同食，会妨碍人体蛋白质的吸收，并刺激肠胃，导致恶心、呕吐。

杏仁

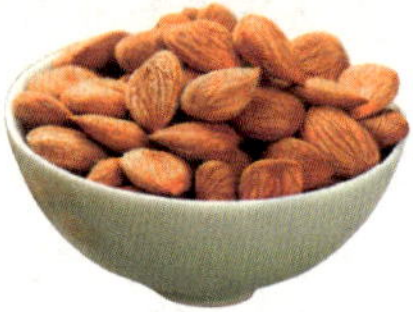

别称

杏核仁、杏子、木落子、苦杏仁。

性味归经

性微温，味苦，有小毒，归肺、大肠经。

营养成分

蛋白质、粗脂肪、糖类、磷、铁、钾等。

营养功效

杏仁具有宣肺止咳、降气平喘、生津止渴、润肠通便、清热解毒等功效。

宜忌人群

宜 咳喘病患者、癌症患者、呼吸道疾患、心脏病患者。

忌 大便稀薄者、婴儿、产妇。

搭配宜忌

宜 杏仁+牛奶

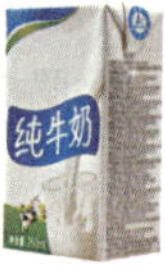

√ 杏仁与牛奶搭配食用，润肤美容效果更佳，非常适合爱美的女士饮用。

忌 杏仁+狗肉

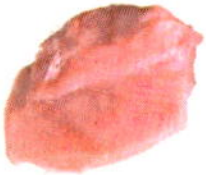

× 杏仁富含蛋白质，而且比较油腻；狗肉大热。若二者同食，容易伤肠胃。

花生

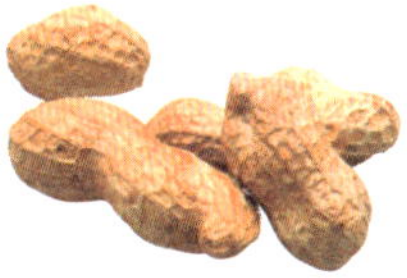

别称

落花生、地果、唐人豆、长生果。

性味归经

性平，味甘，归肺、脾经。

营养成分

卵磷脂、维生素E、维生素K、植物固醇等。

营养功效

花生具有止血、散瘀、消肿、润肺和胃、敛肺止咳等功效。其中，花生中含有的儿茶素有很强的抗衰老作用。

宜忌人群

宜 食欲不振、营养不良、咳嗽者。

忌 高脂血症患者、胆囊切除者、消化不良者、跌打瘀肿者。

搭配宜忌

宜 花生+猪蹄

√ 花生与猪蹄在一起食用，能催乳增乳，适合产后血虚、乳汁不足的女性食用。

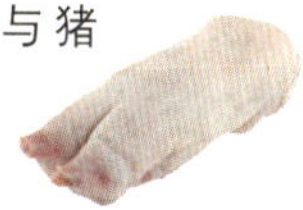

忌 花生+蕨菜

× 蕨菜性寒凉，花生含有丰富的油脂，若二者同食易导致腹泻和消化不良。

桂圆

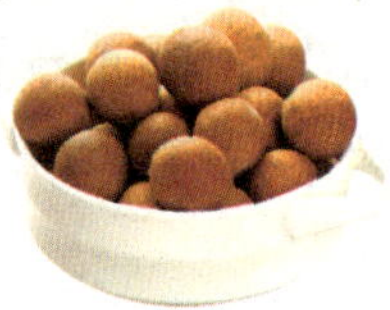

别称

益智、龙眼。

性味归经

性温，味甘，归心、脾经。

营养成分

葡萄糖、蔗糖、维生素A、B族维生素等。

营养功效

桂圆有补益心脾、壮阳益气、养血安神、定志敛汗、润肺止咳、聪耳明目及止泻等功效。

宜忌人群

宜 体质虚弱的老年人、记忆力低下者、头晕失眠者。

忌 上火发炎者、孕妇。

搭配宜忌

宜 桂圆+鸡肉

√ 桂圆与鸡肉搭配食用不仅能补益心脾、养血安神，还可强身健体。

宜 桂圆+百合

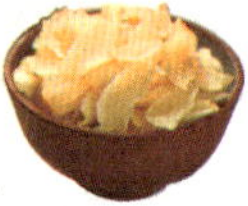

√ 桂圆与百合搭配食用，对心血不足引起的失眠及妊娠不适有很好的食疗效果。

忌 桂圆+枸杞子

× 桂圆与枸杞子同食，过量易引起肝胃不和、胃气上逆等。

蒜

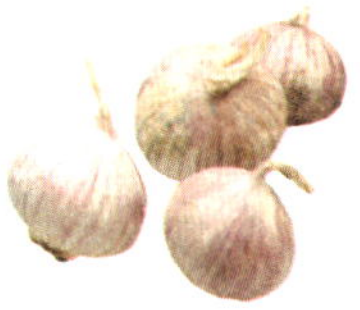

别称

蒜头、大蒜、独蒜、胡蒜。

性味归经

性温，味辛，归脾、胃、肺经。

营养成分

硒、大蒜素等。

营养功效

经常食用大蒜可起到散寒消肿、祛痰镇咳、健胃消食、杀菌消毒、开窍通闭、止血健脑等功效。

宜忌人群

宜 免疫力低下者、食欲不振者及糖尿病患者。

忌 口角炎、口唇炎、舌炎患者及阴虚火旺者。

搭配宜忌

宜 蒜+豆腐

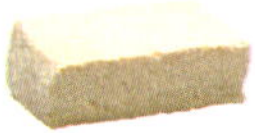

✓ 蒜和豆腐一起食用，能降血压、降血脂、促进血液循环，对人体有益。

宜 蒜+猪肉

✓ 猪肉中含有大量的B族维生素，搭配蒜同食可让人体充分吸收猪肉的营养价值。

忌 蒜+蜂蜜

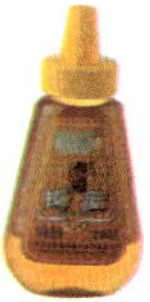

✗ 蒜的性味功用与蜂蜜相反，二者搭配食用对身体有害。

葱

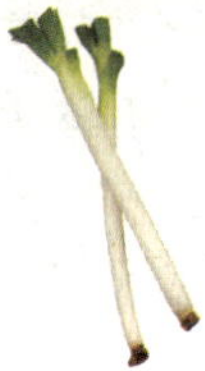

别称

葱头白、和事草、四季葱。

性味归经

性温，味辛，归肺、胃经。

营养成分

维生素C、硒等。

营养功效

经常食用大葱有利于祛风发表、通阳发汗、清肺健脾、消肿解毒、促进血液循环、防癌抗癌。

宜忌人群

宜 风寒感冒、脾胃肠道不适、头痛、水肿者。

忌 胃肠道疾病，特别是溃疡病患者。

搭配宜忌

宜 葱+香菇

√ 葱与香菇一同食用，有消热杀毒、降低血脂的作用。

忌 葱+山楂

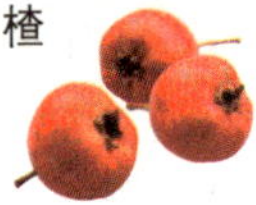

× 葱与山楂同食易伤及脾胃，有损健康，故二者不宜搭配食用。

忌 葱+豆腐

× 葱与豆腐一同食用，会影响豆腐中钙的吸收，降低豆腐的营养价值。

姜

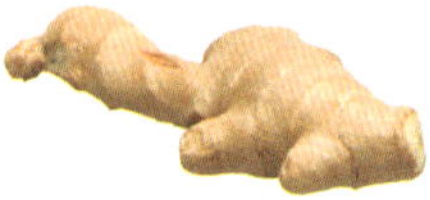

别称

生姜、鲜姜、均姜。

性味归经

性温，味辛，归肺、胃、脾经。

营养成分

姜辣素等。

营养功效

姜性温，味辛，归肺、胃、脾经，具有发表散寒、温胃止呕、解毒等功效。

宜忌人群

宜 伤风感冒、呕吐、跌打损伤、慢性胸膜炎、腹痛等患者。

忌 痈疮等皮肤病、眼部炎症、痔疮、泌尿系统感染、功能性子宫出血患者。

搭配宜忌

宜 姜+荸荠

√ 二者榨汁同饮，能和胃、降逆、止呕，适用于肝胃有热所致的妊娠呕吐。

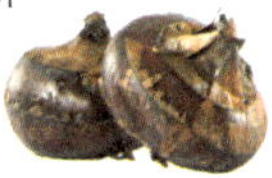

宜 姜+皮蛋

√ 皮蛋富含维生素E，与姜中的抗氧化酶都有抗衰老的作用，二者适宜同食。

忌 姜+牛肉

× 牛肉味甘、温，有安中益气、养脾胃之功效，但与姜同食易上火。

白糖

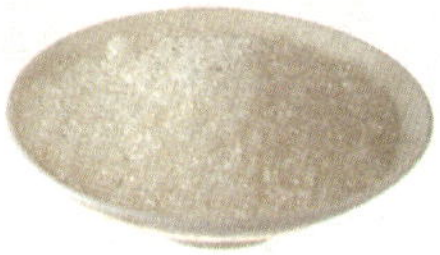

别称

白砂糖、石蜜、糖霜、白霜糖。

性味归经

性平，味甘，归脾、肺经。

营养成分

碳水化合物等。

营养功效

白糖具有和中缓急、润肺生津、清热除湿、化痰止咳、解毒醒酒等功效。

宜忌人群

宜 一般人群。

忌 有痰湿者。

搭配宜忌

宜 白糖+猪肉

√ 白糖与猪肉搭配食用，猪肉能够补充白糖中所缺乏的维生素B_1。

宜 白糖+山楂

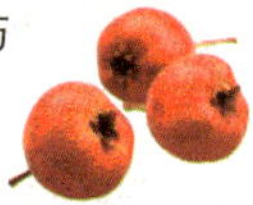

√ 山楂与白糖搭配食用，不仅能增进食欲，还具有较强的消食作用。

忌 白糖+绿茶

× 绿茶的苦味能刺激消化腺，促消化液分泌，加强消化功能。另外，绿茶有寒凉之性，能清热解毒。如在茶中加入白糖，就会使这些功能减弱。

红糖

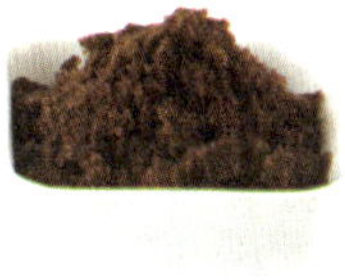

别称

土红糖、赤砂糖。

性味归经

性温，味甘，归脾、胃、肝经。

营养成分

氨基酸、碳水化合物等。

营养功效

红糖有补中缓急、润肺生津、益气补血、活血化瘀等功效，适用于腹痛、痛经等。

宜忌人群

宜 痢疾、月经不调、痛经、分娩腹痛、贫血等患者。

忌 痰火内盛者、糖尿病患者等。

搭配宜忌

忌 红糖+牛奶

× 红糖与牛奶搭配食用会导致牛奶中的蛋白质发生凝聚或沉淀，故不宜同食。

忌 红糖+啤酒

× 啤酒与红糖搭配食用会影响血糖代谢。

健康提醒

红糖中糖分和水分、杂质含量较高，在长期存放的过程中容易受细菌的侵入，因此不宜食用存放较长时间的红糖。

花椒

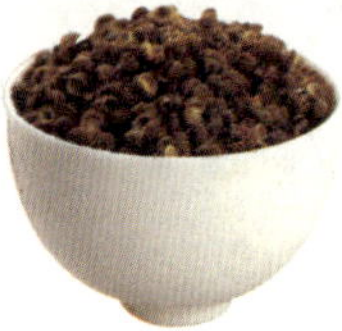

别称

蜀椒。

性味归经

性热，味辛，归脾、胃、肾经。

营养成分

碳水化合物、钙、磷等。

营养功效

花椒性温，味辛，归脾、胃、肾经，具有温中散寒、除湿止痛、杀虫解毒、止痒解腥等功效。

宜忌人群

宜 胃部及腹部冷痛、呕吐腹泻、食欲不振者。

忌 孕妇、先兆流产者、慢性咽炎者及高血压患者。

搭配宜忌

宜 花椒+猪肉

√ 花椒与猪肉搭配食用，不仅能使菜肴更美味，还能够促进营养吸收。

忌 花椒+杨梅

× 杨梅与花椒一同食用会造成气壅胸闷，故二者不宜搭配食用。

健康提醒

花椒含花椒素，多吃可导致血压升高、消化道黏膜充血、水肿等，因此，花椒应少吃为宜。

干辣椒

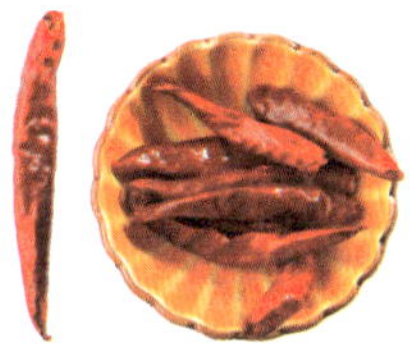

别称

筒筒辣角、干海椒。

性味归经

性热，味辛，归心、脾经。

营养成分

叶酸、维生素C、镁、钾等。

营养功效

常食辣椒可温中下气、减肥除湿、补肝明目、防癌抗癌，还可抑制动脉粥样硬化及血液中脂蛋白的氧化。

宜忌人群

宜 一般人群均可食用。

忌 急性胃炎患者、肺结核患者、痔疮患者及眼部疾病患者等。

搭配宜忌

宜 干辣椒+白菜

√ 干辣椒与白菜搭配食用，可促进胃肠蠕动，有助于消化，促进人体健康。

宜 干辣椒+醋

√ 干辣椒与醋搭配食用，能除去辣味，还能防止干辣椒中维生素C的流失。

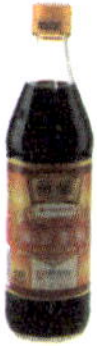

忌 干辣椒+胡萝卜

× 干辣椒与胡萝卜搭配食用，会破坏辣椒中的维生素C，降低它的营养价值。

醋

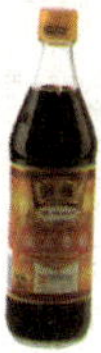

别称

米醋。

性味归经

性温，味酸、甘，归肝、胃经。

营养成分

有机酸等。

营养功效

常食醋可以消除疲劳、软化血管、调整血液的酸碱平衡、增强胃肠道的杀菌能力，达到防癌抗癌的目的。

宜忌人群

宜 胆管蛔虫、体癣、灰指甲、流行性腮腺炎、腰腿痛患者，以及毒虫叮咬者。

忌 孕妇、儿童、心脏病患者及肝肾功能不全者。

搭配宜忌

宜 醋+芦荟

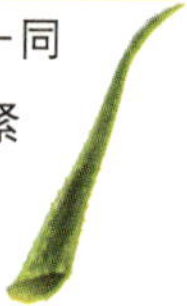

√ 芦荟与醋一同食用，可缓解紧张情绪，非常适合工作压力大的上班族食用。

忌 醋+菠菜

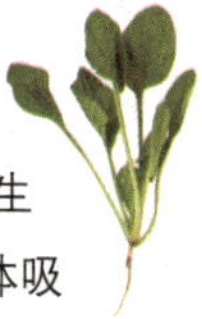

× 醋中的醋酸会使菠菜中的铁生成不易被人体吸收的铁价物，故不宜一同食用。

芥末

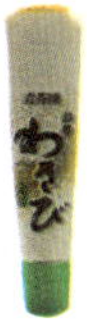

别称

芥子末、芥辣粉。

性味归经

性温，味微苦、辛辣，归肺经。

营养成分

硫氰酸盐等。

营养功效

芥末不但有解毒消肿、开胃消食、温中利气、明目利膈的功效，还可以预防蛀牙，对预防癌症也有一定效果。

宜忌人群

宜 高脂血症患者、高血压患者、心脏病患者、食欲不振者。

忌 胃炎患者、消化道溃疡患者、眼睛有炎症者、孕妇。

搭配宜忌

宜 芥末+三文鱼

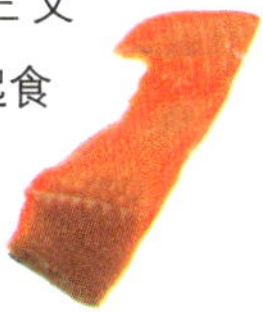

√ 芥末与三文鱼搭配在一起食用，可制约食物寒凉属性，更利于人体吸收营养。

忌 芥末+鸡肉

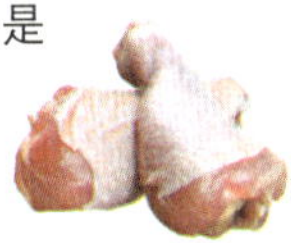

× 芥末是热性的食物，鸡肉属温补之品，同食恐助火热耗伤元气。

饮品类

咖啡

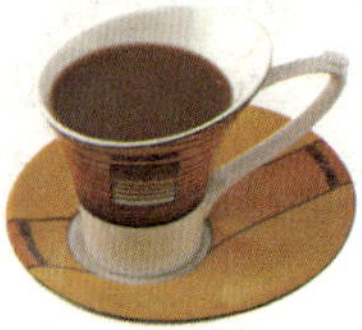

别称

珈琲。

性味归经

性温，味甘、苦，归心、肾经。

营养成分

咖啡因等。

营养功效

咖啡性寒，味苦，归心、肝、胆、胃、大肠经，有提神健脑、增进食欲、帮助消化、解酒毒等功效。

宜忌人群

宜 体质弱、免疫力低下、易患感冒者。

忌 孕妇及高血压、溃疡患者。

搭配宜忌

宜 咖啡+糙米

√ 糙米与咖啡同食，有降脂美白之功效，爱美的女性不妨多食。

忌 咖啡+豆浆

× 咖啡因会与豆浆中的蛋白质反应，降低其营养价值，故不宜同食。

健康提醒

品咖啡前先喝一口白开水，冲掉口中异味，再品咖啡才会感受到香醇。

白酒

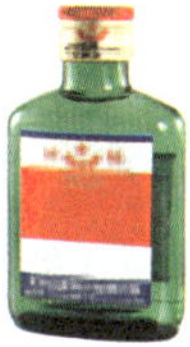

别称

烧酒、老白干、烧刀子。

性味归经

性温，味辛、甘、苦，归肝、胃、肺经。

营养成分

乙醇、水等。

营养功效

饮适量白酒可以兴奋循环系统，有助于睡眠，同时还能刺激唾液分泌，起到健胃的作用。

宜忌人群

宜 所有人。

忌 阴虚、失血者。

搭配宜忌

宜 白酒+芦荟

√ 白酒与芦荟搭配一同食用，对缓解神经痛、胃痛有一定的效果。

宜 白酒+荸荠

√ 白酒与荸荠搭配食用，可以清热凉血、止血，适用于女性崩漏诸症。

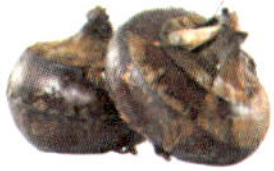

忌 白酒+胡萝卜

× 胡萝卜的营养价值虽高，但与白酒搭配食用会产生毒素，有可能引发肝病等症。

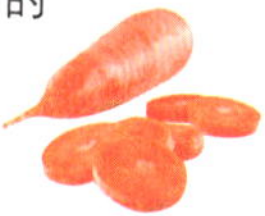

牛奶

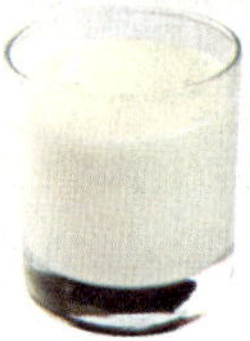

性味归经

性平，味甘，归心、肺、脾、胃经。

营养成分

胆碱、蛋白质、乳糖、维生素B_2、钾等。

营养功效

牛奶营养丰富，常喝牛奶不仅可以镇静安神、美容养颜、消脂纤体，还可以促进儿童大脑发育。

宜忌人群

宜 产后体虚、反胃噎膈、大便秘结、气血不足、阴虚便秘者

忌 缺铁性贫血、反流性食道炎、腹部手术后、消化道溃疡患者。

搭配宜忌

宜 牛奶+核桃

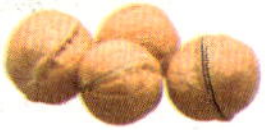

✓ 牛奶与核桃搭配食用，不仅能补脾固肾，还可以润燥益肺。

宜 牛奶+椰汁

✓ 牛奶胆固醇含量低，配合椰汁饮用，易于消化吸收，尤其适宜老年人和女性。

忌 牛奶+韭菜

✗ 韭菜中草酸含量较高，与牛奶搭配食用，会影响人体对牛奶中钙的吸收。

豆浆

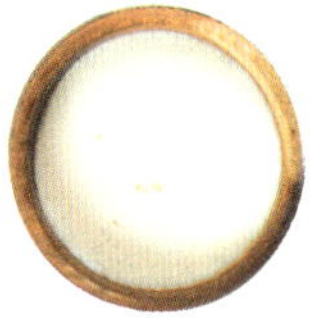

性味归经

性平，味甘，归脾、肺经。

营养成分

蛋白质、钙、磷、铁等。

营养功效

豆浆性质平和，具有补虚润燥、清肺化痰的功效。现代医学研究认为，喝豆浆对身体健康、延缓衰老有益。

宜忌人群

宜 糖尿病患者、高血压患者等。

忌 胃炎、痛风、肾功能衰竭患者等。

搭配宜忌

宜 豆浆+胡萝卜

√ 豆浆与胡萝卜搭配食用，可促进人体对钙的吸收，增强体质。

宜 豆浆+黄瓜

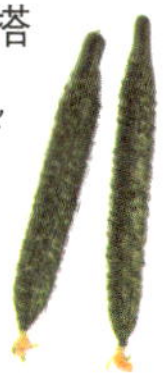

√ 豆浆与黄瓜搭配食用，可清热解毒、润燥止渴，还有降血糖、降血脂等功效。

忌 豆浆+红糖

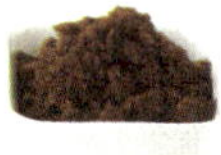

× 红糖中所含的有机酸易与豆浆中的蛋白质结合产生沉淀，对身体健康不利。

蜂蜜

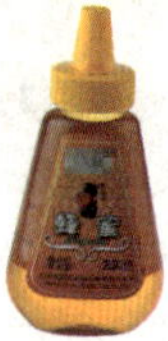

别称

石蜜、食蜜、白蜜、蜜糖、蜂糖。

性味归经

性平，味甘，归脾、肺、大肠经。

营养成分

果糖、葡萄糖等。

营养功效

蜂蜜具有补中缓急、润肺止咳、润肠通便、清热解毒等功效。

宜忌人群

宜 容易上火、睡眠不佳、食欲不良、精神不振者。

忌 肥胖者、脾胃虚弱者及高脂血症患者等。

搭配宜忌

宜 蜂蜜+牛奶

√ 蜂蜜与牛奶搭配一同食用，可清凉消火、生津润喉，还能促进细胞代谢。

忌 蜂蜜+豆腐

× 蜂蜜中含有的多种酶类会分解豆腐中的蛋白质，降低其营养价值。

健康提醒

蜂蜜有美容的功效。一般可以用2～3倍的水稀释后，每天涂敷面部；也可用麦片、蛋清加蜂蜜制成面膜敷面。